NOŬVEAU
TRAITTÉ
DU
POVRPRE,
DE LA ROUGEOLE

ET PETITE VEROLE,
De leur Nature & de leurs Remedes.

AVEC

Un Traitté de la douleur Nephretique,
de la pierre des reins & de la veſſie,
des Remedes qui ſoulagent, qui s'op-
poſent à ſa formation, & qui contri-
buënt le plus à ſa gueriſon.

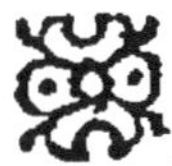

A PARIS,

Chez MAURICE VILLERY, Quay
des Auguſtins, proche l'Hoſtel
de Luyne, à la décente du Pont
S. Michel, à l'Image S. Jean
Chryſoſtome.

M. DC. LXXXXVIII.
Avec Privilege du Roy.

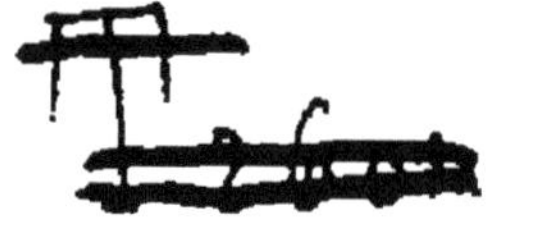

A MONSIEUR

MONSIEUR

MOREAV,

DOCTEUR, REGENT de la Faculté de Medecine en l'Université de Paris, Conseiller & Professeur du Roy, & Premier Medecin de Madame la Dauphine.

MONSIEUR,

J'AY eu trop de marques de vostre bienveillance, depuis que j'ay l'honneur d'estre connu de

vous, pour chercher un autre Protecteur à ce petit Ou-
vrage. Ie peux protester,
que le peu que j'ay pû ap-
prendre ne sont que les fruits
de ce que vous avez autrefois semé ; & si ils ne répon-
dent pas à l'excellence & au
merite de mon INCOMPA-
RABLE Maistre, au moins
est-ce un témoignage de ma
reconnoissance & de mon
respect. A qui plus juste-
ment est-il deub, toute la
France est persuadée de
vos rares & éminentes
qualitez qui ont attiré la
veuë du plus grand Monar-
que du Monde, pour vous

confier la santé, qui aprés
la sienne est l'une des plus
precieuses qui soit dans le
Royaume ; Ce juste discernement ne vous a point fait
méconnoistre vos disciples,
quoy qu'appliqué à des personnes d'une si haute élevation , & à des Images vi-
vantes de la Divinité. Vous
ne dédaignez pas ceux qui
ne pouvans vous suivre, au
moins le font par des vœux
& des souhaits de vous voir
dans tout l'éclat & toute la
prosperité que vostre grande capacité & vostre merite vous ont acquis. Ioüissez-

A iij

en, MONSIEVR, d'auf-
fi longues années que les Il-
luftres Sujets pour lequel
noftre grand Roy vous ap-
plique pour le bien de fon
Eftat , en auront de befoin,
mais ne defagrées pas cependant ceux que dans vos loi-
firs vous pourriez remar-
quer , qui fincerement &
avec le dernier attachement
vous honorent , & permet-
tez-moy de vous affeurer
que je fuis avec refpect ,

MONSIEVR,

Voftre tres-humble & tres-
obeïffant Serviteur ,
A. PORCHON. D. en Med.

COMME il n'y a presque point de maladies qui soient plus familieres dans les Villes & dans les Provinces, que la Rougeole & la petite Verole, que malgré la rigueur ou la moderation des saisons, elles les desolent quelquefois indifferemment, sans respecter aucun âge, sans avoir égard au sexe, sans épargner la delicatesse & la beauté, reduisant enfin le riche & l'indigent à souffrir les cruels assauts de leur fureur & de leur tyrannie ; l'on a crû rendre quelque service au public (à la solicitation de plusieurs personnes que l'on n'a pas voulu priver de cette satisfaction,) en mettant ce petit Traitté sous la presse, dans lequel, outre un bon nombre de remedes aussi faciles qu'heureusement experimentez pour ces maladies, les Curieux & les Sçavans trouveront dequoy se satisfaire, & les femmes des moyens d'appaiser les desordres qu'elles font au préjudice de leur beauté.

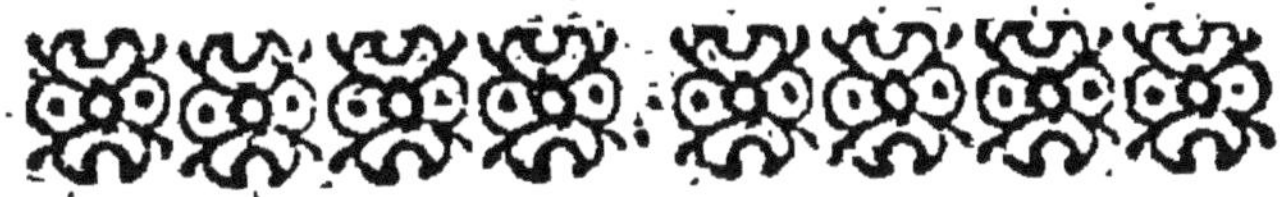

munauté des Imprimeurs & Li-
braires de Paris, le 21 jour de Juil-
let 1688. suivant l'Arrest du Par-
lement du 8. Avril 1653. celuy du
Conseil Privé du Roy du 27 Septembre 1665. & l'Edit de Sa Ma-
jesté. DONNÉ à Versailles au
mois d'Aoust 1686.

J. B. COIGNARD
Syndic.

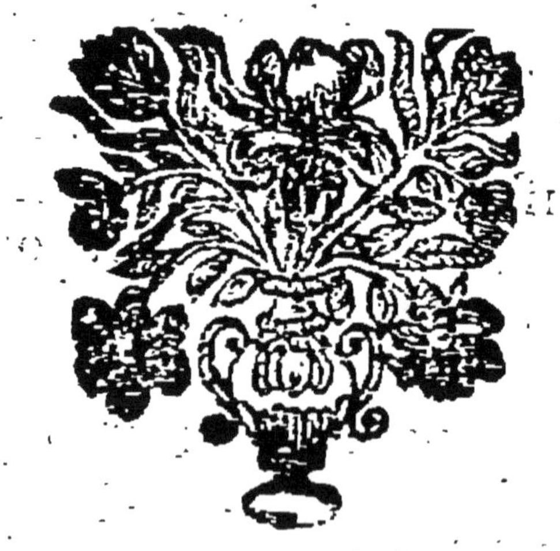

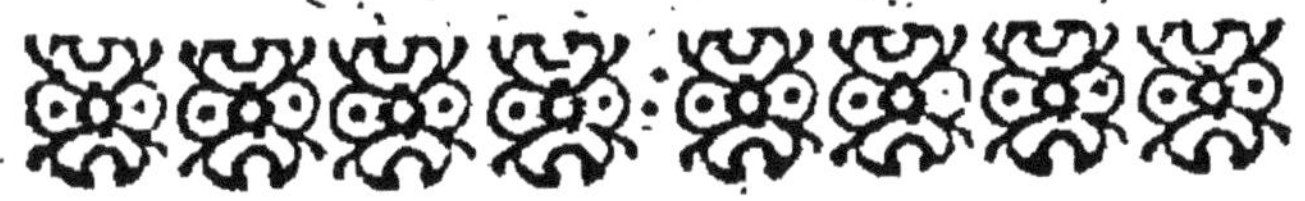

APPROBATION.

J'AY lû un Manuscrit, qui a pour Titre, *Traitté du Pourpre, de la Rougeole & de la petite Verole*: Comme aussi un autre Traitté de la Pierre & de la Gravelle, & des Remedes qui contribuent à leur guerison ; ces deux Traitez qui sont joints ensemble, peuvent estre imprimez, s'il plaist à Monseigneur le Chancelier d'en donner la permission. Fait à Paris ce seiziéme Septembre mil six cens quatre-vingt-sept.

E. BACHOT Docteur Regent & ancien Professeur en Medecine dans l'Echole de Paris.

ERRATA.

P. 7. *l.* 16. extneimata, 1. eſti-
mata, *p.* 28. *l.* 11. narrines, 1.
narines, *p.* 31. *l.* 8. his, 1. hic, *p.* 36.
l. 17. eſtant, 1. eſtans, *p.* 39. *l.* 11. les,
ces, *p.* 42. *l.* 8. engendres, 1. engendrent, *p.* 43. *l.* 1. 1. leur, *p.*
77. *l.* 4. chaleur, 1. couleur, *p.* 94.
l. 10. proche, 1. proches, *p.* 95. *l.* 5.
conſtruƈtions, 1. contraƈtions, *p.*
105. *l.* 8. le, 1. la, *p.* 109. *l.* 20. un,
1. une, *p.* 109. *l.* 20. un, 1. une, *p.*
118. *l.* 8. ma. 1. malade, *p.* 119. *l.*
19. en qui, 1. quand, *p.* 126. *l.* 7. pri-
vilegîer, 1. priver, *p.* 129. *l.* 16. ſi
nobles, 1. nobles, *p.* 133. *l.* 2. pur-
dence, 1. prudence, *p.* 134. *l.* 20.
demy bains, 1. de demy bains. *p.*
144. *l.* 12. minſure, 1. mixture, *p.*
144. *l.* 17. portions, 1. potions, *p.*
148. *l.* 9. de, 1. des, *p.* 156. d'acides, 1. acide, *p.* 161. *l.* 7. karabé,
1. Karabe, *p.* 161. *l.* 9. tulllilage, 1.
tuſſilage, *p.* 161. *l.* 12. conſervant,
1. conſervent, *p.* 164. *l.* 7. douces,
1. doûées, *p.* 186. *l.* 5. blancs de
rhaſis, 1. de blancs rhaſis, *p.* 190.
l. 15. trop temps, 1. trop long-
temps.

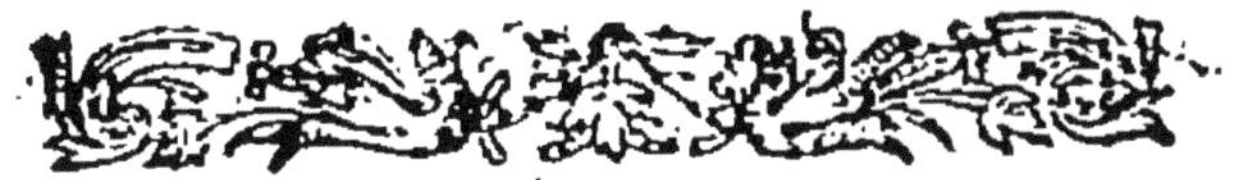

TRAITTÉ
DU
POVRPRE,
DE LA ROUGEOLE
& de la petite Verole, ou
la veritable & plus assurée
Methode de les guerir.

SECTION PREMIERE.

*De la connoissance du Pourpre, de la
Rougeole & de la petite Verole.*

ARTICLE PREMIER.

ON doit considerer le
Pourpre, la Rougeole
& la petite Verole, ou
comme des symptomes, ou

comme des crises des maladies, & quelquefois, mais rarement, comme des premieres maladies, puisqu'il est constant qu'elles n'attaquent jamais d'abord, & qu'elles sont toûjours precedées par quelque fiévre, soit pestilentielle ou maligne, soit synoche simple ou putride, & qu'elles ne commençent à paroistre que vers le 4. ou le septiéme jour ; le pourpre par exemple est le propre & particulier symptome des fiévres pestilentielles & malignes, & l'on peut dire qu'il en est la marque la plus certaine & la plus asseurée ; c'est donc un symptome des fiévres que je viens de nommer, lors que la nature irritée par

l'abondance ou la malignité
de la matiere qui produit
la maladie ; jette sur toute
la peau une portion de cette
matiere qui n'est point encore cuite ny corrigée, sans que
cette décharge donne aucun
soulagement au malade ; au
contraire la nature accablée
fait en vain tous ces éfforts
pour vaincre la maladie qui
demeure toûjours victorieuse ;
quelquefois aussi il est une
cuise de ces mesmes fiévres,
lors que la nature ayant entierement ou en partie domp-
té la pourriture & corrigé la
mauvaise qualité des hu-
meurs ; elle pousse ces humeurs corrompuës du dedans
au dehors, ce qui fait la diminution de la maladie & le

foulagement du malade. On
doit penfer la mefme chofe
de la Rougeole & de la petite Verole, & on les doit confiderer avec Galien *a* comme
les reftes d'un fang qui s'eftoit
pourry pendant la fiévre, &
que la nature chaffe comme
inutiles & mauvaifes du centre à la circonference ; que
fi leurs taches font rouges,
abondantes , & qu'elles durent long-temps , elles marquent la force de la nature; au
contraire fi elles font livides
en petite quantité, & qu'elles difparoiffent incontinent,
elles marquent la malignité
de la maladie , & l'abbattement des forces ; il arrive

a Cap. 12. l. 5. Meth.

quelquesfois & aſſez ſouvent,
meſme que la Rougeole & la
petite Verole ne ſont cauſées
que d'une fiévre provenante
du boüillonnement & de l'a-
gitation du ſang tres-legere,
& qui ne dure qu'un jour ſans
aucuns fâcheux accidens , &
pour lors on les peut mettre
au rang des premieres ma-
ladies.

II.

C'eſt une queſtion plus
curieuſe qu'utile, ſi le Pourpre , la Rougeole & la petite
Verole ſont des maladies
nouvelles , ou ſi elles ont eſté
connuës des Anciens. Pour
commencer par le Pourpre.

Fracaſtor *a* ſoûtient que c'eſt
une maladie nouvelle, & que
jamais les Anciens ne l'ont
connu , puiſqu'il n'a commencé à paroiſtre en Italie
qu'en 1505. & 1528. quoy que
dans certains pays , comme
dans l'Iſle de Cypre , & autres
Iſles elles fuſſent aſſez familieres. D'autres Auteurs qui
ſuivent le ſentiment de Fracaſtor , eſtiment que ces taches ne ſont pas les meſmes
dont parle Galien , *b* en ces
termes : Ceux qui devoient
„ rechapper eſtoient cou-
„ verts par tout le corps de
„ quantité de puſtules noires

a *L. 2. c. 6. des maladies conta-*
gieuſes.
b *L. 5. c. 12. Meth.*

» qu'on nomme exantêmes,
» à plusieurs, ulcereuses &
» seches; & ceux qui les con-
» sideroient, jugeoient bien
» que c'estoit des restes du
» sang qui s'estoit pourry
» dans la fiévre, & qui avoit
» esté chassé sur la peau; mais
» quand on accorderoit que
ces taches n'ont jamais esté
expliquées à fond par les Anciens, on n'accorderoit pas
pour cela qu'elles leurs fussent inconnuës ; car Hypocrate *a* les apelle *xonopon, an-
adeimata & exthueimata.* Aece *b* écrit que dans les fiévres
causées de la malignité des
humeurs, il vient des pustules

<hr>

a Dans les epidem. & côaq.
b Tetrab. 2. serm. 1. chap. 29.

A iiij

semblables aux morsures de
puces ; & dans cét endroit il
enseigne manifestement que
toutes ne sont pas ulcerées ;
& si du tems d'Hypocrate &
de Galien les peuples ont res-
senty la tyrannie des fiévres
pestilentielles semblables à
celles de nostre temps, si les
mêmes symptomes sont sem-
blables aux nostres ; qui empesche que ces pustules pourprées n'ayent paru dans leurs
temps.

III.

Si le pourpre n'est pas une
maladie nouvelle, si les Anciens l'ont connu, l'on en
peut dire autant de la rougeole & de la petite verole.

Hypocrate dans son Livre
des maladies vulgaires, parle
souvent de pustules rouges,
rondes & petites. A ece écrit
qu'il sort aux enfans des pustules par tout le corps ; & les
Arabes qui en ont fait la premiere peinture , n'auroient
jamais manqué d'en parler
dans leurs écrits ; au contraire comme ils ont esté persua-
dez que ces maux prove-
noient des impuretez du sang
menstruel , ils n'ont jamais
crû que ces maladies fussent
nouvelles ; il est donc constant que si les Anciens n'en
ont point fait de mention
particuliere , ils les ont consi-
derez, ou comme des symp-
tomes qui accompagnent les
fiévres synoches & malignes,

on comme des crises qui suivent ces mêmes fiévres ; de
même qu'ils n'ont jamais parlé de la contagion & des autres accidens qui font les fui-
tes ordinaires des fiévres
peftilentielles. De plus ces
accidens., à caufe de la douceur & de la bonté de l'air,
eftoient de fi peu de confe-
quence en la Grece, qu'ils ne
s'en font pas mis en peine,
de même que dans les Indes
Occidentalles , à caufe auffi
de la douceur de l'air, à peine
ont-elles efté remarquées a-
vant l'arrivée des Efpagnols
en ces pays-là ; mais aprés
qu'un certain Ethyopien ê-
tant arrivé dans ces contrées,
fut attaqué de verole pefti-
lentielle , le venin s'eftant

communiqué ; cette maladie
commença à faire de si cruels
ravages , que la mort enleva
la plus grande partie des In-
diens. Que si l'on pretend que
ces exantêmes ou eruptions
qui arrivoient du temps d'Hypocrate , de Galien , d'Aece,
& des autres Grecs, n'ont aucun rapport ny aucune con-
venance avec la rougeole &
petite verole de ce temps ; on
peut dire que cela dépend de
la diversité des pays & de la
maniere de vivre, de la vertu
particuliere des Astres, & des
autres causes externes ou internes ; quoy que cependant
elles ayét entr'elles beaucoup
de choses communes qui re-
gardent ou la nature ou la
guerison de ces maladies.

IV.

Les Grecs appellent d'un nom general *exanthemata & ecthimata* toutes les pustules, tant humides, que seches, mais avec cette difference, que le mot *exanthemata* se prend quelquefois pour des taches noires & pourprées qui paroissent sur la peau, & qui exhalent de la vapeur du sang, & le mot *ecthimata* se prend pour de petites pustules qui s'élevent sur la peau en façon de fleurs. C'est le sentiment de Galien. On appelle les taches qui paroissent dans les fiévres pestilentielles, *puncticulæ, peticulæ, petechiæ, purpureæ*, comme ces fiévres

sont nommées *peticulares*, *pe-*
techiales , *lenticulares* , *purpu-*
ratæ, de la ressemblance que
ces taches ont avec les petites piqueures, les lentilles, les
morsures de puces, & en ce
qu'elles sont de couleur de
pourpre. Les Latins donnent
le nom de *pustula*, *papula mor-*
billi, à la rougeole & à la petite verole. *Pustula* signifie
toutes sortes d'ampoules &
de vescies, & *papulæ* signifie
des bubes, boutons, ou vescies qui viennent à la face,
mais aujourd'huy pour expri-
mer la rougeole & la petite
verole, on se sert seulement
de ces deux termes, *morbilli*
& variolæ, le premier se prend
chez les Italiens pour une petite peste, & l'autre se prend

pour des pustules ou boutons,
que les Latins appellent *vari*,
ou bien comme veulent quelqu'uns , *quod cutim varient*,
en ce qu'ils changent la peau;
Mais lequel de ces deux noms
on doit donner à la rougeole
& à la petite verole, c'est un
demeslé entre les Auteurs.
Les uns disent que *morbilli*
sont des pustules élevées qui
se changent en pus , & que
variola sont celles qui changent la peau , d'où vient le
mot de verole; mais d'autres
sçavans Medecins prennent
ces mots en un sens contraire , car ils pensent que *variola*
sont ces petites pustules élevées , que les Latins appellent *vari* , & nous autres verole ou picote, qui sont plei-

nes d'humeurs, & qui viennent souvent à suppuration,
& ils croyent que *morbilli*
sont des taches ou de petites bosses rouges que les Latins nomment *tubercula*, qui
croissent sur la peau en façon
de fleurs; & c'est ce que nous
appellons rougeole. Vidius &
Ingrassias *a* deux excellens
Medecins, ont reconnu une
troisiéme sorte de pustules ap-
pellées des Provençaux *veiro-
lete*, & des Italiens *rouviglio-
ne*, assez commune aux enfans, & semblable quant à la
grandeur & à la figure à la
petite verole, mais qui toutefois en est distinguée, en
ce que la petite verole pa-

a Dans son Traitté des tumeurs.

roist avec rougeur & inflammation ; & cette troisiéme
espece est blanche , semblable à des vescies remplies
d'une humeur sereuse en façon de crystal , qui percent
& sechent en trois jours sans
fiévre , & ne causent aucun
danger.

V.

On peut aussi rapporter à
la rougeole de petites bosses
& tubercules rouges qui attaquent avec chaleur , toux &
les autres symptômes de la
rougeole qui se dissipent de
mesme , qui neantmoins ne
sont pas si dangereuses ; quelquefois elles attaquent seules,
quelquefois elles se meslent
avec

avec la rougeole , & quelquefois elles arrivent aprés
la guerifon de la verole. Ha-
lyaabas *a* Medecin Arabe luy
a donné le nom de *rubeola*;
il dit qu'elle eft canfée d'un
fang chaud & fubtil , qui n'eft
pas beaucoup mauvais ; & que
lors qu'elle eft arrivée à fon
eftat , elle eft femblable aux
grains de millet , ces puftules ne s'ouvrent point & ne
eoulent point ; mais fe refou-
dent & fe diffipent infenfible-
ment.

V I.

Outre ces differences, Sen-
nert *b* fait mention d'une au-

a *L. 8. ch. 14. de fes Theoriques.*
b *L. 4. ch. 12. des fièvres.*

tre qu'il a remarqué luy-mé-
me, semblable à un Eresypele
qui ne travaille que les enfans ; c'est peut-estre la mesme dont parle Forestus *a* en
ses Observations. Philipe In-
graffias en son Traitté des
tumeurs., écrit qu'il est nommé par les Neapolitains *rossa-
nia & rossalia* ; que ce sont
des taches rouges comme du
feu, qui s'élevent sur la peau
en façon de petits eresype-
les., environ le 4. ou le 5. jour
de la maladie ; que dans l'é-
tat le corps est rouge & comme en feu, & que dans le declin la rougeur diminuë., &
que les taches rouges & lar-
ges paroissent derechef com-

a L. 6. Obs. 59.

me dans le commencement,
qui enfin s'évanoüissent le 7.
ou 9. jour, l'épiderme, ou
surpeau tombant comme des
écailles. Ce mal est dangereux & souvent mortel ; car
le malade souffre une chaleur
violente, une soif que l'on ne
peut éteindre ; une inflammation de la gorge & des
poulmons ; le delire & plusieurs autres fâcheux symptomes ; enfin dans le declin du
mal la matiere est portée aux
jointures, où elles souffrent,
comme dans la goutte ; de la
douleur & de la rougeur, la
peau tombe en façon d'écailles, les pieds s'enflent jusqu'aux talons & aux gras des
jambes, les hypochondres
souffrent, la respiration est

renduë difficile, tout le bas
ventre est bouffi, & les pauvres malades aprés beau-
coup de longues souffrances
meurent, ou ont bien de la
peine de recouvrer leur premiere santé.

VII.

On entend par le pourpre
des taches souvent de diverses couleurs, d'abord rouges
& pourprées, semblables aux
moisures de puces qui paroif-
sent dans les fiévres malignes
à la peau, mais principalement au dos, au col, à la
poitrine & au bras. On entend par la rougeole des taches ou de petites tubercules
rouges qui s'élevent sur la

peau, accompagnées de fiévre continuë , excitée par
l'ébullition du sang, & par la
petite verole , on comprend
des pustules qui sortent sur la
peau & sur les autres parties,
avec fiévre continuë , excitée
par la particuliere effervef-
cence & ebullition du sang,
quoy que la peau & principalement la superficie externe qu'on nomme epiderme,
soit le sujet de la rougeole &
de la petite verole ; toutefois
les autres parties interieures
ne laiffent pas d'en eftre atta-
quées ; car on a obfervé apres
la mort dans quelques diffec-
tions de cadavres les vifceres
tous couverts de ces pustules
veroliques.

VIII.

Les taches du pourpre ne different pas seulement des taches de la rougeole & de la petite verole ; mais elles sont encore distinguées des autres. 1. Des tubercules & des ulceres, dans lesquels la peau est aspre & élevée , ce qui n'est point dans le pourpre. 2. Du lentigo (ce sont des taches rousses qui viennent au visage, semblables aux lentilles) par leur grandeur & la fiévre , le pourpre estant toûjours accompagné de fiévre , qui est presque toûjours absente des autres taches ; d'ailleurs les taches du pourpre ne sont pas élevées, lon-

gues ou grandes, mais elles
font rondes, & on les peut
bien comparer à des morſures
de puces, quoy qu'il y ait par
tout bien de la difference;
car dans les morſures de puces il y a un point dans le
milieu qui eſt comme la marque de la morſure qui n'eſt
point cachée, aprés qu'on l'a
preſſée, la rougeur qui eſt autour eſtant évanoüie; mais ſi
l'on preſſe avec le doigt les
taches du pourpre, elles s'é-
vanoüiſſent à la verité, mais
elles reviennent, & on ne remarque dans leur milieu aucun veſtige de piqueure; davantage les taches du pourpre paroiſſent ſur les bras, ſur
les cuiſſes, ſur la poitrine, &
en plus grande quantité au

dos , & non pas au visage;
car elles sortent principalement aux endroits par où paf-
sent les veines & arteres no-
tables ; mais au visage elles
paroissent rarement , parce
que cette partie est toûjours
exposée à l'air externe, & la
matiere est facilement re-
poussée par la froideur de
l'air qui environne.

I X.

Il y a encore de la difference entre la petite verole,
la rougeole & le pourpre; car
la rougeole & la petite verole qui paroissent le 3. ou le 4.
jour aprés la fiévre, sont ordinairement critiques & sa-
lutaires ; mais le pourpre,
quoy

quoy qu'il paroiſſe le 7. jour,
eſt preſque toûjours ſympto-
matique & fâcheux ; ce qui
devroit arriver autrement,
parce que la maladie eſt plus
cruë au 4. jour qu'au 7. en
voicy la raiſon. Dans la rougeole & la petite verole ; la
fiévre commence avec vi-
gueur ; & ainſi les excretions
critiques ſe peuvent faire non
ſeulement au 3. ou 4. jour,
mais même le 1. & le 2. jour;
mais la fiévre maligne qui
precede le pourpre eſt plus
lente , & ne vient qu'à pas
contéz , & ſon commence-
ment s'eſtend preſque toûjours juſqu'au 7. jour ; d'où il
arrive en ce temps que les
excretions ne peuvent eſtre
critiques.

C

X.

Outre ces differences du pourpre, de la rougeole & de la petite verole; on en peut encore remarquer d'autres qui se tirent de leur substance, de leur quantité & de leur qualité; ainsi à raison de la substance les unes sont engendrées de pituite; d'autres dependent du sang, & d'autres sont produites de bile, & d'autres enfin sont engendrées de mélancholie. A raison de la quantité les unes sont grandes, les autres sont petites; elles sont profondes ou superficielles, en grande ou petite quantité; & à l'égard de la qualité, elles sont

ou rouges, ou blanches, ou
jaunes, ou violettes, ou livides ou noires; ce qui dépend
de la diverfité des humeurs
dont elles dependent. On
peut encore tirer des differences de l'attouchement,
d'où vient que les unes font
dures, à caufe de la groffiere-
té & crudité de la matiere;
d'autres font molles, remplies d'une humeur aqueufe
ou de ventofitez. On trouve
encore des differences, ou
dans le temps de leur fortie
& de leur durée, ou dans le
lieu où elles paroiffent; il y
en a qui fortent prompte-
ment & avec impetuofité; il
y en a d'autres au contraire
qui fortent tard & lentement,
ou peu à peu; il y en a qui
C ij

durent long-temps, & se re-
soudent tard ; & il y en a au
contraire qui s'évanoüissent
incontinent ; en un mot il y
en a qui occupent la peau &
les parties externes, & il y en
a aussi qui attaquent les parties internes , dont les unes
sont ouvertes, comme celles
qui paroissent aux paupieres
renversées aux narrines , au
palais , quand la bouche est
ouverte , à la langue & à la
gorge , & les autres sont cachées & ne paroissent pas
comme celles qui attaquent
l'aspre artere , ou le gosier,
les poulmons, le foye, la rate,
les intestins , & la matrice;
car on a observé , qu'aprés
quelque dissections de cadavres , les poulmons , le foye,

la rate, & toutes les parties
internes n'eſtoient pas moins
couvertes de ces taches ſor-
dides & puantes que la peau.

XI.

Comme le pourpre ſe fait
promptement , qu'il s'évanoüit incontinent , ſans émi-
nence , ſans demangeaiſon
& ſans ulcere , quelqu'uns
ont crû qu'il eſtoit cauſé d'u-
ne matiere vaporeuſe ; mais
il faut plûtoſt croire qu'il eſt
engendré de la plus ſubtile
partie de l'humeur qui ſe
pourrit & qui eſt corrom-
puë ; car bien qu'il naiſſe &
qu'il s'évanoüiſſe auſſi-toſt,
rien n'empeſche qu'il ne ſoit
engendré de quelque hu-

meur , puifque les humeurs
fubtiles fortent & fe diffipent
auffi-toft ; & quoy qu'il fe faffe
fans élevation , fans ulcere &
fans demangeaifon, il eft certain toutefois qu'il peut pro-
venir de quelque humeur;
ainfi il faut conclure qu'il
provient de la plus tenuë &
plus fubtile partie du fang
corrompu , qui eft portéé à la
fuperficie du corps , laquelle
eft feparée de la plus groffiere & plus coagulée , qui eft
la caufe des fiévres qui l'accompagnent ; à quoy on peut
joindre la corruption & la
malignité de l'air , principalement s'il n'eft pas bien é-
venté , s'il eft gâté par les
exhalaifons puantes ; ou fi
quelqu'une des premieres

qualitez excede. Si l'air n'eſt point éventé, il ſe corrompt aiſément ; c'eſt pourquoy Hypocrate *a* décrivant une conſtitution peſtilentielle, tres-fâcheuſe, dit ces mots dignes de remarque, *ſine aura uſque annus his fuit*, cette année les vents ne ſoufflerent point. Si les vapeurs noires, puantes & malignes, qui viennent ordinairement des eſtangs, des marêcages, des cloaques, ou des beſtes mortes, ſe meſlent avec l'air, ils le corrompent. Si l'air eſt trop chaud & trop humide il cauſe la pourriture ; ainſi dans Hypocrate *b* une conſtitution

a 3. *Epid.*
b *Dans les epidem.*

pluvieuſe perſeverant long-
temps, fut la cauſe principale des fiévres malignes qui
arriverent en ce temps-là.
S'il eſt trop ſec, quoy qu'il
ſoit plus ſain qu'un plus humide, il eſt pourtant mauvais,
ſur tout s'il eſt joint avec une
exceſſive chaleur; ce qui fut
autrefois remarqué à Rome,
au raport de Titelive, *a* où
la peſte arriva à cauſe de la
trop grande ſechereſſe ; car
il n'y eût point de pluye pour
arrouſer la terre, & les humeurs eſtans exceſſivement
brûlées, donnerent lieu aux
charbons peſtilentiels; S'il eſt
froid avec excez, il produit
des peſtes malignes; ce que

a *L*. 1. *Decad*. 4.

Hypocrate *a* & Titelive *b*
ont obfervé dans leurs temps.
Je ne parle point icy des influences malignes des aftres,
qui changeant l'air bleffent
nos corps , ou par leur qualitez manifeftes, puifque dans
le commun confentement des
Philofophes les corps infe-
reurs font gouvernez par les
fuperieurs; ou par leurs qualitez occultes , puifque dans
le fentiment des Aftrologues
ces mefmes corps fuperieurs
agiffent fur les inferieurs par
leur mouvement, leur lumiere
& leurs influences. On peut
mettre encore au rang des
caufes externes du pourpre,

a *L. 1. des epid.*
b *L. 5. Decad. 1.*

le mauvais regime de vivre,
par exemple les fruits cor-
rompus dans une saison trop
humide ou trop seche , qui
engendrent de mauvais sucs;
la trop grande quantité des
alimens mauvais dont on se
regorge principalement dans
un temps de famine ; la chair
des animaux , ou gardée trop
long-temps , ou qui sent mauvais, ou qui sont morts de maladies , les vins gastez , ou
l'eau puisée dans des lacs infectez.

XII.

Touchant la cause de la
rougeole & de la petite verole, les opinions des medecins
sont si differentes , qu'il est

bien mal-aifé de la determi-
ner. Les Arabes qui en ont
écrit avec plus de foin, rap-
portent la caufe continente &
prochaine de ces maladies à
l'impureté du fang menftruel,
dont le fœtus eft nourry dans
la matrice ; car encore que le
fœtus attire pour fa nourriture
ce qu'il y a de meilleur dans
le fang , neantmoins il ne fe
peut pas faire qu'il n'attire à
mefme temps quelque chofe
d'impur, principalement dans
les derniers mois où il a befoin d'une plus abondante &
plus forte nourriture ; enfuite
il fe mefle avec ce fang dans
le corps cacochime & impur
de la femme d'autres humeurs
vitieufes , dont une bonne
partie eft detournée aux vei-

nes de la matrice, comme à
l'égout commun de tout le
corps ; cette corruption qui
reste dans le corps y est cachée, jusqu'à ce qu'estant
poussée par quelque cause
que ce soit, elle répand son
levain dans toute la masse du
sang ; alors ce sang qui est
chaud, gluant & épais boüil-
lonne, & de la sorte pousse
à la superficie ses plus grossiers excremens, comme l'é-
cume, la lie & la suye sont
pousséz hors de differens
corps. Les parties solides &
charnuës estant dõc infectées
de cette ordure, sont purgées
de même que le vin se purifie
quand il bout dans le tonneau. Rhasis *a* compare le

a C. 1. de la peste.

fang des enfans au vin nouveau que la nature tâchant de
perfectionner & de purger
lorsqu'il n'eſt pas encore bien
purifié de ſes parties groſſieres & terreſtres, excite en luy
une ébullition par laquelle
les parties heterogenes ou de
differente nature ſont ſepa-
rées des homogenes ou de
meſme nature ; & par là il
conclut que tous les enfans
ſont ſujets à la rougeole & à
la petite verole , parce que
leur ſang paſſe neceſſairemét
du premier eſtat dans le ſe-
cond , c'eſt à dire d'un eſtat
impur dans un eſtat pur, de
meſme que le vin nouveau
par l'ébullion eſt changé en
vin pur. Cét Auteur à la verité ne fait point de mention

expresse du sang menstruel;
neantmoins dans la compa-
raison qu'il fait du sang des
enfans avec le vin nouveau,
& que les impuretez renfermées dans ce sang doivent
estre separées par l'ébullitiõ;
il tire cette consequence necessaire que les enfans con-
tractent cette impureté &
cette tache dans la matrice:
Ce qui a encore persuadé les
Arabes à croire que l'impureté du sang menstruel estoit la
veritable cause de ces maladies, c'est qu'ils ont remarqué que tres-peu de personnes en sont exemptes; qu'il
est extraordinairement rare
que sur tout les petits enfans
ne les souffrent pas une fois
& souvent deux & trois fois

en leur vie; que ceux qui sont
plus avancez en âge en sont
souvent attaquez , & que les
vieilles gens mesmes , quoy
que cela soit beaucoup plus
rare , ne s'en peuvent quelquefois deffendre , & on en
a veu qui les ont apportez à
leur naissance. On peut joindre le raisonnement à toutes
ces observations. Si les maladies sont communes , elles
doivent avoir une cause commune ; car comme a tres-ju-
dicieusement dit Hypocrate
au Livre de la Nature de
l'homme , quand une mesme
maladie arrive à plusieurs
personnes en mesme temps,
il faut conclure qu'elle dépend d'une cause commune;
quelle peut donc estre la cau-

ſe commune de ces maladies,
ſi ce n'eſt l'air, ou la ſemence,
ou le ſang menſtruel. Ce n'eſt
point l'air , puiſque nous ne
reſpirons pas tous le meſme;
les uns le reſpirent pur & net,
les autres impur & corrompu , d'autres ſont expoſez à
la bize , d'autres au Septen-
trion. Ce n'eſt point la ſemence, puiſqu'elle eſt la ſour-
ce de toutes les maladies hereditaires, & qui durent toute la vie; il faut donc de neceſſité que ce ſoit le ſang
menſtruel.

XIII.

Mercurial dans ſon Livre
des maladies des enfans, *a* où
il

a *Chap.* I.

il resout plusieurs questions
touchant la nature & les causes de la petite verole, tâche
de refuter l'opinion des Anciens par les Histoires du
Nouveau Monde, dont les
Auteurs écrivent que plu-
sieurs Habitans de certains
pays sont presque tous malades de la petite verole par
l'infection de l'air. Par cét
exemple il pretend prouver
que la petite verole ne prend
pas son origine du sang menstruel, puisque dés la naissance du monde les femmes
ont éprouvé l'impureté de ce
sang, & que cette maladie a
esté inconnuë des Anciens,
& qu'elle n'a commencé à
paroistre que dû temps des
Arabes; il soûtient donc que

D

la cauſe commune & interne
eſt un malheureux & funeſte
heritage que les parens qui
ont eſté les premiers infectez
ont laiſſé à leurs enfans ; &
comme les gouteux engen-
drent les gouteux, que les ladres engendres les ladres, &
que les epileptiques naiſſent
de parens epileptiques, on ne
doit point eſtre ſurpris ſi ceux
qui ont eu la rougeole & la
petite verole la communi-
quent à leurs deſcendans.
Comme cette opinion n'eſt
pas ſouſtenable, il n'eſt pas
mal-aiſé de la refuter : Car ſi
ces maladies, comme il pretend , ſont hereditaires , il
faut neceſſairement que la
ſemence en ſoit la cauſe, puiſque c'eſt d'elle que les mala-

dies hereditaires tirent cette
origine ; d'ailleurs si ces maladies sont hereditaires, d'où
vient que les hommes n'en
sont incommodez qu'une ou
deux fois en la vie, & qu'ils
n'en ressentent pas plus souvent les effets ; & pourquoy
encor ceux qui ont essuyé
une fois la malignité de la
peste ne la communiquent-
ils pas à leur race : On sçait
fort bien que cela n'arrive
point par une admirable conduite de la Nature, qui dom-
ptant le venin de la peste
l'extermine entierement du
corps. On peut penser la même chose de la rougeole &
de la petite verole, dont jamais personne ne gueriroit
parfaitement, si cela arrivoit

ainſi. L'exemple qu'il apporte des Macrocephales ou longues teſtes, ne convient au-
cunement. Ces peuples des
Indes commencerent de rendre par artifice la teſte longue à leur enfans , leſquels
ayans déja ces longues teſtes,
firent d'autres enfans ſembla-
bles à eux ; & dans la ſuite
des temps , par une proprieté paternelle, toute la nation
devint Macrocephale ; il pretend que la meſme choſe ſoit
arrivée à l'égard de la rougeole & petite verole; la mau-
vaiſe influence des Aſtres
ayant donné le commence-
ment à ces maladies , preſque tous les hommes qui en
furent travaillez les commu-
niquerent à leurs enfans par

une proprité paternelle ; ce
qu'eſtant ainſi, il ne faut point
s'eſtonner ſi ces maladies ont
fait tant de progrez , & ſi
cètte proprieté eſt devenuë
naturelle & hereditaire. Pour
réponce à cèt exemple , il
faut remarquer deux cauſes
dans les Macrocephales ou
longues teſtes , l'imagination
des meres dans le temps de la
conception & la diſpoſition
dans le corps de chaque pere. Ny l'une ny l'autre n'ont
point de lieu dans la rougeole
& petite verole; ce n'eſt point
l'imagination, comme chacun
ſçait fort bien , puſque l'imagination ne ſe porte qu'aux
objets qui plaiſent & qu'on
regarde ; ce qui n'arrive au-
cunement dans ces maladies

que les femmes fuyent toûjours, & qu'elles ne voyent
pas toûjours ; ce n'eſt point
non plus la diſpoſition dans
le corps de chaque pere ; car
toutes les maladies que les
parens ſouffrent ne laiſſent
pas neceſſairement dans le
corps des diſpoſitions par leſquelles ces maladies coulent
dans leurs races. Mercurial
ne rend pas raiſon non plus
pourquoy tous les hommes
ſouffrent la rougeole & petite
verole ; car ſi ce ſont des maladies nouvelles, ſi ce ſont
les heritages que les parens
laiſſent à leurs enfans, &
qu'aujourd'huy tout le monde
en reſſent les atteintes ; il
faut de neceſſité que lors
qu'elles ont premierement

commencé , tout le monde
en ait esté attaqué, ce qui est
impossible ; car comme toute
action ne se fait, sinon dans
un sujet disposé , il ne se peut
pas faire qu'il y ait une mesme
& égale disposition en tous
les hommes pour recevoir ces
maladies.

XIV.

Fernel a establit pour cause de la rougeole & de la petite verole une qualité maligne de l'air ; premierement,
en ce que ces maladies n'arrivent pas seulement dans les
plus violentes chaleurs de
l'Esté , mais encor dans les

a *L. 2. Des causes cachées, c. 12.*

plus rigoureux froids de l'Hyver. Secondement, qu'il se passe quelquefois plusieurs années sans qu'elles paroissent, & qu'en certains intervalles de temps elles répandent leur malignité sur tout le peuple. Cette opinion ne doit pas estre entierement rejettée ; & pour dire librement ce que j'en pense, bien que nous reconnoissions pour cause prochaine de la rougeole & de la petite verole l'ébullition, la pourriture, & une certaine corruption determinée des humeurs ; j'estime toutefois qu'elles proviennent de ces trois choses, de la corruption de l'air, de l'impureté du sang menstruel & du vice des alimens. Ces ma-

ladies

ladies viennent donc pro-
chainement de quelqu'effort
de la nature qui chaſſe au
dehors rout ce qui gaſte &
qui corrompt le ſang ; ce ſont
à proprement parler des cri-
ſes par leſquelles la nature ou
la faculté expultrice pouſſe
peu à peu les humeurs excre-
menteuſes ou malignes dont
le ſang eſtoit ſoüillé , premierement par les grandes
veines , en à prés par les
moindres , & enſuite par les
plus petites , leſquelles à cauſe de leur tenuité ont receu
le nom de capillaires; elle les
pouſſe , dis-je , à la peau &
aux parties avec leſquel'es
elle a du rapport. Or ce vice
du ſang que la nature chaſſe
de ſoy, provient de ces trois

E

chofes ; fçavoir de la malignité de l'air qui corrompt
les humeurs , de l'impureté
du fang menftruel qui fert de
nourriture à l'enfant, tandis
qu'il eft renfermé dans la matrice & du mauvais regime
de vivre ; d'où il arrive que
ces maladies font quelquefois épidemiques, & quelquefois fporadiques : car s'il y a
de la malignité dans l'air, ou
quelque dangereufe influence des Aftres , elles font épidemiques: mais s'il n'y a rien
de toutes ces chofes, & que
la nature foit feulement irritée à l'expulfion par une caufe interne , rien n'empefche
qu'elles n'attaquent les enfans , tantoft ceux-cy, tantoft
ceux-là , en divers temps , à

part, ou pesle-mesle, à la façon des maladies sporadi-
ques, c'est à dire qui se répandent indifferemment par
tout ; mais d'où vient que la
nature ne se décharge pas de
ces humeurs excrementeuses,
corrompuës & malignes dés
l'enfance, & qu'elle differe
souvent de les pousser au dehors aprés plusieurs années. Il
faut remarquer que les humeurs ne sont pas premierement adherantes au sang,
mais aux parties solides ; que
ces mesmes humeurs qui sont
purgées en façon de crises
dans la rougeole & dans la
petite verole, ne sont pas
contenuës dans les veines
dés le moment de la naissance, & ainsi conservées pen-

E ij

dant plusieurs années ; mais
il reste dans les parties solides de tout le corps, une
certaine disposition qui donne lieu à l'amas de telles humeurs, c'est à dire, comme
quelques-uns pésent que ces
impuretez ne demeurent pas
substantiellement dans le
corps; (car par le trop long
sejour elles se corrompe-
roient & acquereroient une
plus mauvaise pourriture,)
mais seulement une qualité
maligne est imprimée aux
parties du fetus, qui enfin
infectant quelques parties
des humeurs, & la nature ne
les pouvant pas souffrir, les
pousse à la peau : car de même, comme dit Horace, qu'un
vaisseau recent estant abreu-

vé de quelque liqueur , en
conserve long-temps l'odeur.

Quo semel est imbuta re-
cens servabit odorem testa
diu l. 1. epist.

Et de même qu'un ton-
neau a coûtume de commu-
niquer la saveur & l'odeur du
vin dont il est abbreuvé de
mesme : il y a une certaine
disposition maladive contractée dans la matrice des impuretez du sang menstruel,
quoy que l'aliment dont l'enfant se nourrit soit loüable,
toutefois à cause de cette
mauvaise disposition: il a contracté quelque mauvais levain : d'où il arrive que le
sang n'est pas totalement en-

gendré pur, & la nature ne
le pouvant souffrir le rejette
dehors : que si cette excretion arrive aux uns plûtost,
aux autres plus tard, c'est
qu'outre la diversité des temperamens, le sang n'est pas
toûjours engendré impur dãs
la me me quantité, & ce fer-
ment du sang est ou en petite
quantité, quand l'enfant vient
au monde, où il n'a pas tout
à fait acquis sa maturité : mais
lors qu'il est en si grande a-
bondance, qu'il commence
à estre incommode à la nature, alors elle a coûtume
de faire cette excretion, à
quoy elle est toûjours irritée
ou par le vice de l'air, ou
par la contagion des autres
travaillez de ces maladies.

& pour me servir de quelques exemples , ne voyons-nous pas que le venin de la grosse verole , la tache de la ladrerie , & la morsure d'un chien enragé demeurent cachés pendant quelques années.

XV.

Outre ces trois causes que je viens d'expliquer , il s'en rencontre plusieurs autres externes qui donnent le mouvement aux internes : la premiere est l'air dont j'ay déja parlé, qui agite le sang , oû par une qualité manifeste , ou par une qualité cachée & maligne provenante ou de quelque influence particuliere des Astres , ou des changemens

qui arrivent dans les saïons
de l'année , principalement
dans le printemps & dans
l'automne , quand la constitution de l'air est chaude &
humide , & que le vent de
midy souffle, ou dans un pays
chaud & humide. L'air peut
contribuer à la generation de
la rougeole & de la petite
verole en deux manieres:
quelquefois il concourt comme cause principale, comme
j'ay déja dit , quand la malignité de l'air est si grande
qu'elle est suffisante de soy
pour donner naissance aux
humeurs qui engendrent ces
maladies, & qu'elle peut pro-
duire cette corruption principalement dans les corps
tendres & delicats des petits

enfans, d'où vient qu'alors elles sont les messagers & les avant-coureurs de la peste: mais quelquefois le vice de l'air n'est pas si grand qu'il puisse de soy corrompre les humeurs : toutefois il a une qualité en soy qui peut agiter & mouvoir ces humeurs cachées dans le corps. Outre l'air on met au nombre des causes externes l'usage frequent du bain, l'exercice violent & tout ce qui peut allumer le feu dans le corps : en un mot ce qui contribuë beaucoup, c'est l'attouchement ou contagion : car il exhale des corps infectez de ces ordures un écoulement maladif qu'Hypocrate appelle *Aporroya nosera effluvium*

morbidum. Un écoulement
peſtilentiel & putride que
Alexandre Aphrodiſée nom-
me *Lòimiki aporreya ef-*
fluvium peſtilens & putre
faciens , qui eſt répan-
du dans les plus petits cor-
puſcules , & lequel comme
une pepiniere de malignité
excite dans les corps voiſins
une pareille agitation & ébullition.

XVI.

Comme la nature a couſtu-
me d'exciter cette évacuation critique , & cette ébullition contractée dans le ſang,
de quelque maniere que ce
ſoit , on demande ſi cela ſe
fait toûjours avec fiévre ou

quelquefois fans fiévre. Pour
dire d'abord ce que je penfe
de cette queftion, il eft con-
ftant qu'elle ne fe peut faire
fans fiévre ; car puifque la
rougeole & petite verole font
excitez en maniere de crife,
& que la crife & l'ébullitió ne
fe fait fans fiévre, il eft évident qu'elles ne peuvent
point arriver fans fiévre. Cette ébullition ne commence
pas feulement vers la peau,
mais dans les grandes veines,
lefquelles eftans des lieux
tres-chauds, il eft impoffible
que la chaleur ne foit point
communiquée au cœur. Il eft
vray que comme ces mala-
dies font grandement familieres aux enfans, la fiévre eft
fouvent fi petite à caufe du

peu de matiere qui cause cette ébullition, qu'ils semblent
n'en point avoir, car ils ne se
plaignent point, & on s'apperçoit seulement qu'ils sont
malades quand le venin sort:
de là vient qu'on croit, mais
faussement , qu'ils sont sans
fiévre. Quelquefois la fiévre
est excitée de l'ébullition du
sang, & elle est ou le symptome , ou la crise de ces maladies , & c'est un bon signe
quand la fiévre cesse à leur
sortie. Quelquefois elle paroist aprés la sortie, lorsqu'elles suppurent , ou parce que
la matiere dans le premier
effort n'a pas esté entierement
expulsée , ou parce qu'une
partie de cette matiere est
retenuë au-dedans , qui est

un signe tres-dangereux.

XVII.

On demande encor de quelle nature est la fiévre qui est jointe à la rougeole & à la petite verole, c'est une synoche, parce que ces maladies se font par une ébullition du sang, & que les malades durant le cours de la maladie souffrent une chaleur égale; mais comme il y a deux differences de fiévre synoche, l'une qui est sans pourriture, & l'autre qui est avec pourriture, il faut rechercher de quelle sorte est cette fiévre. Les Medecins ne s'accordent point sur ce point; les uns veulent que la matiere

dont ces maladies dependent
puisse quelquefois boüillir
sans pourriture , de mesme
que par l'ébullition dans le
vin nouveau,les parties heterogenes ou de differéte nature sont separées des homogenes de mesme nature, sans
pourriture; qu'ainsi il y a quelque difference en ces fiévres,
les unes estant plus fâcheuses,
& les autres si legeres , qu'à
peine sont-elles apperçeües
des malades mesmes. Les autres soûtiennent au contraire que la fiévre soit fâcheuse,
soit legere , n'est jamais sans
pourriture ou corruption des
humeurs , le sang n'est pas
seulement allumé, les hu-
meurs sont encore corrom-
puës, comme l'indique la ma-

tiere renfermée, ce qui n'arrive point dans la synoche
sans pourriture, & cette ébullition du sang ne se fait pas
de mesme que dans le vin
nouveau & dans la biere, mais
cette expulsion des humeurs
vicieuses se fait en maniere
de crise par la faculté expultrice, laquelle est incitée par
le vice de la matiere putride
& corrompuë, ou par quel-
que cause externe ; ce que
cette matiere qui est la cause
prochaine de ces maladies,
fait assez connoistre : & comme cette matiere est quelquefois grande , & quelquefois
moindre, la fiévre qui en est
allumée est tantost plus douce & tantost plus violente:
celle qui est douce s'évanouit

en peu de jours, & les enfans
la negligent quelquefois , &
le plus fouvent mefme la
pourriture eft plus grande: ce
qui fait que dans le commencement & dans le progrés la
fiévre eft auffi plus grande:
que fi la maladie doit eftre
falutaire ; la fiévre diminuë
dans l'éruption. Quelquefois
ces maladies tiennent de la
nature de la pefte , & alors
prefque tous les enfans meurent. La fiévre dans la rougeole & dans la petite verole
n'eft pas toûjours une fyno-
che putride, elle eft quelquefois une tierce ou double tierce continuë : car s'il y a de
ces maladies qui font ou fan-
guines ou bilieufes, ou pitui-
reufes , ou mélancholiques,
rien

rien n'empesche que la fiévre
ne soit de la mesme nature,
que l'humeur dominante; &
c'est ce que j'ay observé plusieurs fois. J'ay encor observé que la fiévre n'est pas seulement essentielle à l'égard
de ces deux maladies qu'elle
precede, mais qu'elle est encore symptomatique à l'égard
d'une autre maladie dont elle
est precedée. J'ay veu autre
fois la servante d'un Procu-
reur de la Cour à Paris, qui
fut d'abord attaquée d'une
vraye pleuresie , accompagnée d'une fiévre continuë,
elle tombe en delire le quatriéme jour & le septiéme, la
petite verole sortit , qui luy
fut une crise favorable ; la fiévre estoit primitive à l'égard

F

de la petite verole qui de-
voit sortir, mais elle estoit
symptomatique à l'égard de
la pleuresie. J'ay veu encore
une femme qui dans le dernier mois de sa grossesse fut
cruellement tourmentée de
douleurs de reins avec une
fiévre double tierce continuë, la petite verole sortit
au neufiéme jour, elle accou-
cha à l'onze & mourut; cette
fiévre donc estoit la maladie
à l'égard de la petite verole,
mais elle estoit le symptome
à l'égard de la douleur de
reins.

XVIII.

Comme le pourpre est luy-
mesme le symptome des fié-

vres peſtilentielles & malignes, il y a pluſieurs ſignes
& ſymptomes de ces fiévres
que l'on peut bien rapporter
au pourpre ; mais il faut remarquer en paſſant, que toutes ces taches pourprées n'arrivent pas toûjours dans les
fiévres malignes, mais qu'elles arrivent quelquefois ſans
fiévre aux femmes & aux fil-
les, par exemple qui ne ſont
pas bien reglées, & aux petits enfans à cauſe de quelque legere ébullition du ſang.
Les ſignes donc & les ſymptomes du pourpre, auſſi bien
que des fiévres pourprées,
ſont ceux-cy. La fiévre qui
travaille le malade eſt douce
& lente, fâcheuſe & difficile
à connoiſtre à cauſe des va-

peurs malignes qui font con-
tinuellemét portées au cœur,
& cette fiévre eft ordinairement accompagnée d'engour-
diffement, de laffitude & de
brifeure de tous les membres,
principalement au commen-
cement de la maladie, de pefanteur & douleur de tefte,
de rougeur des yeux, d'op-
preffion de la gorge, d'inquietude, d'hoquets & d'affou-
piffemens. Le poulx eft caché
& rare, l'urine eft quelquefois femblable aux fains, quelquefois elle eft épaiffe &
trouble, quelquefois & dans
l'eftat mefme elle paroift cuite, & cependant les malades
meurent, quelquefois elle eft
tenuë & cruë fans fediment,
ou avec un fufpens. (*encore*

ma) lanugineux, c'eſt à dire ſemblable à de la laine. Le ventre eſt reſſerré & ſouvent il coule par trop, ce qui n'arrive jamais ſans danger, ainſi que raporte Hypocrate dans les Epidemies, *a* le ſang coule goutte à goutte des narines, l'haleine eſt forte & puante, & tous ces ſignes qui marquent, ou de la malignité, ou de la pourriture, precedent ſouvent le pourpre, & quelquefois ils l'accompagnent.

XVIV.

Quant aux ſignes de la rougeole & de la petite verole, il y en a de quatre ſor

a 3. *Epid.*

res , les uns nous indiquent
lors qu'elles font fur le point
de paroiſtre , les autres nous
les marquent preſentes , lors
que les puſtules font déja
forties dehors , d'autres marquent l'humeur d'où elles
naiſſent , & d'autres les parties qu'elles occupent. On
connoiſt par la veuë celles qui
font preſentes ; mais il faut
rechercher les ſignes de celles qui ne paroiſſent pas encore , & qui font fur le point
de paroiſtre , leſquels ſe tirent des actions bleſſées, des
excremens & du changement
des qualitez en cette ſorte.
Les malades font travaillez
d'une grande peſanteur &
douleur de teſte , des yeux &
de la gorge , avec un batte-

ment des tempes & du front,
les narines leur demangent,
ils éternuënt souvét, ils trem-
blent & sont effrayez en dor-
mant, ils ressentent des ac-
cés semblables à ceux des E-
pileptiques; ils tombent quelquefois en delire , quelquefois ils sont comme dans l'as-
soupissement & dans la lé-
targie , sans presque de sentiment ny mouvement , ils
souffrent douleur dans le dos
& pulsation dans l'épine, pesanteur de tout le corps, ardeur & piqueure dans la peau,
difficulté de respirer , une
toux seche, baaillement, envie de dormir , palpitation
de cœur, le visage & les yeux
sont rouges, la voix est en-
roüée , la bouche est seche,

& la peau est rude ; adjoû-
tez à toutes ces marques la
fiévre ou synoche, ou continuë ; tous ces signes sont
communs à la rougeole & à
la petite verole, avec cette
difference que dans la rougeole il y a plus d'inquietude,
plus de chaleur, le vomissement par le long sejour de la
bile dãs l'estomach est plus fâcheux, la lassitude est un peu
plus supportable. On ne peut
pas dire que tous ces signes
soient infaillibles, ils ne sont
que conjecturaux, puisque la
plus grande partie se rencon-
trent dans les autres fiévres;
mais lors qu'elles paroissent
& qu'elles augmentent, principalement vers le 2. ou troi-
siémejour, & qu'on apperçoit
quelques

quelques taches rouges qui se
répandent sur la peau, c'en est
une marque indubitable, &
alors ces taches sur tout vers
le quatrième jour, s'élevent
en pointe; en telle sorte qu'on
les voit comme des tubercules ou bosses rouges élevées
sur la peau, d'où se fait la petite verole, où elles s'éten-
dent en large, d'où vient la
rougeole. Toutefois la petite
verole sort avec une plus
grande demangeaison & douleur, d'abord comme des
pointes d'aiguille, ou des
grains de millet, qui ensuite
se changent en pustules plai-
nes de sanie, & qui peu à peu
(la fiévre & les autres symptomes venans à diminuer,)
suppurent, se dessechent &

G

tombent , mais la rougeole
fort plus promptement & fe
refcut, & s'évanoüit auffi-toft.
Une des grandes marques de
ces maladies, c'eft quand elles font Epidemiques, que le
malade eft un enfant, parce
qu'elles n'arrivent pas fi fouvent aux adultes , ny aux
vieilles gens, que le malade
a converfé avec ceux qui en
eftoient gaftez, ou qu'il foit
de la famille, & qu'il demeure dans la mefme maifon ; car
ces maladies font en toutes
manieres contagieufes, principalement aux corps, entre
lefquels il y a du rapport,
comme entre les parens.

XX.

Quelquefois il n'y a que la rougeole, quelquefois que la petite verole qui regne ; ce qui dépend de la diverse constitution des humeurs ; car la constitution du sang est differente dans differens corps; ce qui fait que le venin contracté par les enfans dans la matrice n'est pas le mesme. Il arrive quelquefois que ce soit la mesme constitutiõ du sang; toutefois il y a de la diversité qui peut estre produite par l'action des causes qui corrompent le sang.

XXI.

Le temps dans lequel ces maladies sont plus frequentes, c'est le printemps & l'automne, principalement si un Esté pluvieux a precedé; & si le vent de midy a continuellement soufflé, ou si l'hyver a esté humide & pluvieux dans cette derniere saison, outre la grande agitation des humeurs qu'elle cause, c'est que les enfans mangent du fruit par excés. Elles sont moins frequentes dans l'Esté & dans l'hyver si ce n'est que ces deux saisons s'esloignent de leur temperature naturelle, ou que par les precedentes saisons les enfans

ayent retenu quelque femence de malignité.

XXII.

Quant aux fignes des cau-
fes, la chaleur du vifage nous
les marque; fi elles viennent
debile, la couleur en eft rouge & un peu jaune; fi de pituite elle eft blanche avec fa-
nie; fi de mélancholie elle eft
noire & feche; s'il y a plus de
corruption dans les humeurs
& plus de chaleur, les taches
en font violettes, vertes, livides & noires, fi leur matiere
eft bilieufe, la pefanteur &
douleur du dos n'eft pas fi
grande, mais il y a plus d'ardeur, plus d'inquietude & de
foif, & fi la matiere eft plus

groſſiere, il n'y a pas tant
d'ardeur ny de demangeai-
ſon; mais il y a une plus grande peſanteur de corps.

XXIII.

A l'égard des parties qui
en ſont incommodées, ſi elles ſortent non ſeulement à
la peau, mais aux parties internes, le ventre, les inteſtins
& les poulmons; la fiévre eſt
fâcheuſe, la difficulté de reſ-
pirer eſt grande, la toux eſt
incommode, la douleur du
ventre & des inteſtins tourmente beaucoup, l'urine eſt
ſanguinolente, & la diſſente-
rie arrive. Tous ces fâcheux
ſymptomes cauſent ſouvent
la mort, ou à tout le moins

des ulceres malins, carie des
os, perte de la veuë, difformité du visage, estropiment
de quelque membre qui n'en
sont que trop souvent les
fruits malheureux ; aussi ces
maladies sont detestables à
tout le monde, puisqu'elles
n'épargnent personne , elles
attaquent les enfans dans le
berceau , elles ne respectent
point les vieillards , elles se
mocquent de la vigueur des
jeunes gens , elles entrent
avec autant d'insolence dans
les Palais des Souverains, que
dans les cabanes des Bergers,
& la beauté qui soûmet avec
tant de douceur toute la terre à son Empire , n'est que
trop souvent soûmise à sa tyrannie.

XXIV.

Tous ces defordres font
caufés par le maiftre grain
de la verole; c'eft ainfi qu'on
appelle un affemblage de
plufieurs puftules, qui par
leur proximité & par leur
groffeur fe joignent toutes
enfemble, & font un mélan-
ge de leur matiere, laquelle
eftant amaffée en grande
quantité, & en mefme lieu,
ronge bien plus profonde-
ment les parties que fi elle
avoit efté difperfée en plufieurs puftules feparées; c'eft
pourquoy les cavitez en deviennent beaucoup plus creu-
fes & plus difformes, à caufe
de la grande perte de fub-

stance qui s'y fait ordinairement, & se faisant un dé-
pôt de cette matiere sur les
os, ou sur d'autres parties,
elle les carie & y cause d'autres accidens.

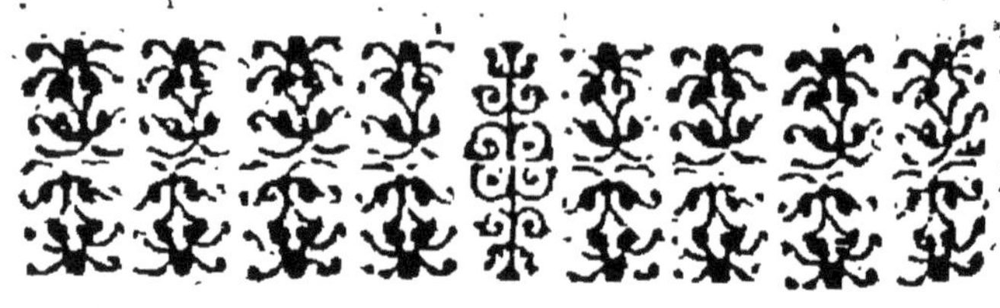

SECTION SECONDE.

Du Prognostique du pour-
pre, de la rougeole &
de la petite verole.

ARTICLE PREMIER.

SI les taches pourprées font
grandes & en grand nom-
bre, & qu'elles fortent en
un jour de crife, elles decla-
rent que la nature eft victo-
rieufe ; mais fi elles font petites , en petit nombre, de
mauvaife couleur & fympto-

matiques, c'eſt un ſigne que
la nature ſuccombe , mais
c'eſt un ſigne tres-fâcheux,
quand elles ſe retirent aprés
qu'elles ont paru ; car c'eſt
un indice que la nature maladive eſt retournée au dedans ; quant à la petite verole , ſi elle ſort promptement, ſi elle vient promptement à maturité, elle marque
la force de la nature ; la fa-
cilité & l'obeïſſance de la matiere ; au contraire ſi elle paroiſt tard , elle marque l'opi-
niaſtreté de la matiere. Si
ces puſtules ſont en grande
quantité , grandes , doubles
& contiguës , elles ſont plus
dangereuſes que quand elles
ſont petites, en petites quantité & clair ſemées , car elles

montrent la trop grande
quantité de matiere. Si elles
font dures, elles indiquent
la foibleſſe de la nature & la
groſſiereté de la matiere qui
ne ſe cüit qu'avec peine. Si
elles ſont abattuës, elles ſigni-
fient la foibleſſe de la faculté
expultrice. Si elles ſont vertes, livides & noires, prove-
nantes de bile porracée ou
de bile noire, elles ſont tres-
dangereuſes, & elles ne le
ſont pas moins, ſi dans le milieu il paroiſt une tache noire, qui eſt une marque d'une
inſigne malignité. Si eſtans
ſorties elles s'évanoüiſſent
auſſi-toſt, elles ſont preſque
mortelles, puiſque la malignité retourne au dedans,
peu de malades en revien-

nent quand elles sont ainsi, & meurent pour l'ordinaire en 24. heures. Si enfin estans noires ou livides, elles se mêlent avec le pourpre, elles sont tres-dangereuses ; car elles montrent que la pourriture est grande.

H

Si le poulx est égal & reglé, quoy que la fiévre soit tres-grande, il y a quelque esperance ; au contraire s'il est dereglé, inégal & resserré, il est dangereux principalemét si au commencement il paroist foible.

Si le poulx est semblable au poulx de ceux qui se portent bien, il y a du danger ;

car la nature par sa foiblesse
ne peut point travailler à la
coction, & ordinairement il
n'y a point de fiévre, ou elle
est tres-petite, & cependant
les malades n'en sont pas
mieux ; au contraire ils cou-
rent à grands pas à la mort.
Nous en avons un exemple
dans les Epidemies d'Hypocrate *a* d'un nommé Hermo-
crate, qui ayant esté depuis
le 20. jusqu'au 24. sans fiévre, mourut le 26.

Quant à la rougeole & à la
petite verole, il est plus avantageux que la fiévre precede,
qu'elle suive, parce que celle
qui precede montre la force
de la nature, & celle qui suit

a 3. *Epidem.*

la foibleſſe. Si la fiévre eſt
legere, accompagnée de le-
gers ſymptomes, qui ceſſe
ou au moins qui diminuë
beaucoup aprés la ſortie, c'eſt
un bon ſigne ; mais ſi la fiévre
eſt grande, & ſi elle ne diminuë point aprés l'éruption,
c'eſt un mauvais ſigne ; car il
y a apparence que les hu-
meurs malignes & venimeu-
ſes n'ont pas eſté ſuffiſam-
ment pouſſez à la peau, mais
qu'il en reſte une grande partie dans les veines.

III.

Le prognoſtique des vri-
nes dans le pourpre eſt fort
incertain ; car non ſeulement
celle qui eſt confuſe, trou-

ble ; subtile ou épaisse ; mais celle-là mesme qui est semblable à celle des personnes en santé est mauvaise ; & quoy que les signes de coction qui paroissent dans les vrines semblent estre des marques asseurées de guerison, cependant on en a veu mourir plusieurs, ces mesmes vrines étant devenuës cruës. Toutefois les vrines bien cuites, ayant un eneoreme ou suspens au milieu, loüable, perseverant, ainsi de mesme plusieurs jours, & s'unissant de jour en jour davantage, & descendant peu à peu dans le fond du verre, donne une esperance certaine de la vie, car la faculté naturelle qui reluit dans telles vrines, est

assez

aſſez forte & vigoureuſe pour
dompter la malignité ; ainſi
quoy que la maladie ſoit grande, quoy que les ſymptomes
ſoient fâcheux, on peut avec
confiance prédire un heureux
évenement de la maladie.
C'eſt une marque aſſeurée
de la mort quand l'urine eſt
graſſe & comme de l'huile,
qu'elle eſt noire ou livide,
avec une hypoſtaſe noire ou
livide. L'urine qui eſt grandement copieuſe, ſans diminution de la fiévre, menace
de danger ; car c'eſt un ſigne
que les humeurs ſont fon-
duës ; les vrines livides ou
noires dans la petite verole
ſont auſſi dangereuſes, parce
que la bile noire qui regorge
dans les veines corrompt

toute la maſſe des humeurs, l'urine de ſang eſt un ſigne tres-mortel.

IV.

Les ſueurs ne promettent rien de certain dans le pourpre, quand meſme elles auroient toutes les conditions requiſes ; car quelquefois la ſueur eſtant ſurvenuë le premier jour, la fiévre eſt remiſe; mais enſuite il arrive d'autres fâcheux ſymptomes ; & aprés pluſieurs ſueurs le malade meurt. Car les ſueurs copieuſes qui ne diminuënt point la maladie, proviennent de la colliquation ou fuſion de tout le corps. Il eſt avantageux au malade d'avoir

des sueurs frequentes depuis
le commencement de la mala-
ladie , pourveu qu'il n'en soit
pas plus mal ; car c'est un
signe que la nature subtilise
peu à peu la matiere , & qu'elle s'en décharge par la sueur.

La suppression des évacua-
tions dans le pourpre au
commencement & dans
l'augment est une bonne marque , & cela signifie que la
malignité n'est pas si grande
que la nature n'en vienne à
bout dans le temps , pourveu
qu'il ne se fasse point quelque cheute d'humeurs sur
quelque partie considerable,
mais dans l'estat toute suppression est mauvaise ; car
c'est une marque de la longue durée de la maladie , ou

du peu d'esperance de guerison , parce que la matiere
qui n'a pas esté domptée en
plusieurs jours , cause bien
souvent aprés l'onze ou le
quatorziéme jour, ou la phrenesie , ou la l'étargie , ou
quelqu'autre fâcheux accident que l'on guerit mal-aisé-
ment , quelque remede qu'on
employe.

V.

Le flux de ventre est un
présage tout à fait incertain
dans le pourpre ; car au commencement de la maladie
il semble estre salutaire ; &
cependant on l'a quelquefois
reconnu mortel , on a veu
quelquefois des malades gue-

rir d'un flux de ventre, & quelquefois on en a veu mou-rir, quoy qu'il y eût quelque marque de coction. Il faut obferver que fi la malignité domine, le flux eft favora-ble ; & au contraire fi la pourriture l'emporte il eft mauvais.

Le flux de ventre & la dif-fenterie font fouvent mor-tels dans la petite verole, & peu en réchappent, pource que toutes les humeurs mali-gnes par un mouvement con-traire au mouvement de la nature retournent au-dedans.

Si le fang coule abondam-ment des narines au com-mencement de la maladie, la rougeole & petite verole fortent en petite quantité, &

le malade en est plus facilement delivré.

Si le sang qu'on a tiré dans
le pourpre n'est point corrompu, mais beau & naturel,
il est dangereux; car c'est un
signe évident qu'il y a plus
de venenosité que de pourriture, ou que la pourriture est
cachée dans les veines proche du cœur, & qui n'a pû
estre tirée par la saignée.

VI.

Le delire est assez ordi-
naire dans le pourpre, il n'est
point à craindre si le someil
l'appaise, ou s'il survient une
sueur copieuse, qui montre
que la matiere est renvoyée
du cerveau à l'habitude du

corps ; mais le delire qui persevere est à craindre , puisqu'il se change souvent en
Phrenesie.

Les constructions & tressail-
lemens de membres qui ont
coûtume d'arriver frequem-
ment , sont des mouvemens
convulsifs tres-dangereux, sur
tout s'ils sont accompagnez
de delire ; car c'est un signe
que le cerveau est grandement blessé.

Les tremblemens des mains
& de la langue sont mortels ;
car ils marquent le grand abbattement des forces , & que
la nature est vaincuë par la
maladie ; c'est pourquoy Hypocrate les condamne dans
ses Prognostiques.

La surdité au commence-

ment de la maladie, est tres-
dangereuse selon la doctrine
d'Hypocrate, mais dans l'état
elle est salutaire ; car c'est
une marque des forces du
cerveau qui chasse les humeurs nuisibles des parties internes aux externes.

L'éternuëment selon le
mesme Hypocrate, pourveu
que les poulmons ne soient
point attaquez, donne quelque esperance de guerison.

Les douleurs d'estomach
ou hoquets frequens mena-
çent de danger, & signi-
fient que l'estomach est affe-
cté de quelque qualité venimeuse.

Le grand dégoût des ali-
mens est un signe tres-perill-
leux ; car cela estant, il faut

croire que l'eſtomach eſt corrompu par quelque maligne
qualité, & que ſa temperature eſt tellement renverſée,
qu'il rebute les alimens les
plus loüables, & qui ſont les
plus familiers.

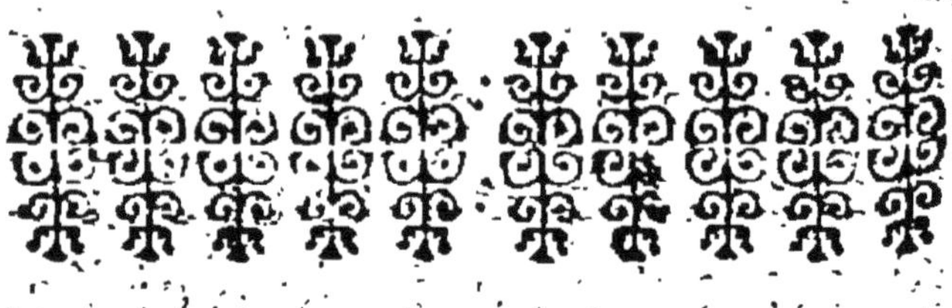

SECTION III.

De la guerison du pourpre, de la rougeole & de la petite verole.

ARTICLE PREMIER.

COmme le pourpre est le symptome ordinaire des fiévres malignes & pestilentielles qu'elles precedent, qu'elles suivent & qu'elles accompagnent toûjours : C'est de ces mesmes fiévres que les Medecins doivent tirer leurs indications pour la guerison

de cette maladie. Elles con-
fiſtét à décharger la nature du
fardeau qui l'accable & qui
l'opprime, ſoit le ſang, ſoit
les humeurs ; à lever les ob-
ſtructions qui étouffent la chaleur à corriger la malignité de
l'air qui gâte & qui corrompt
le ſang. Toutes ces choſes
dependent des trois grands
remedes de la Medecine, qui
ſont la diete, la Chirurgie &
la Pharmacie.

II.

On aura ſoin de corriger
l'intemperie & la malignité
de l'air ; s'il eſt trop chaud
en le raffraichiſſant, en ver-
ſant ſouvent de l'eau d'un
vaiſſeau dans un autre, en ar-

rofant la chambre d'eau avec le vinaigre ou l'eau rofe, ou en répandant des herbes & des fleurs froides, par exemple des feüilles de vignes, de faule de nenuphar , de rófeaux , des fleurs de rofes, de violettes de nenuphar qu'on aura foin de ferrer dans un lieu frais , & les changer fouvent dans le jour ; car êtrans feches elles échauffent. S'il eft trop humide on le defféchera en allumant du feu dans les cours , devant les maifons, & dans les chambres , avec les bois odoriferans , comme de geneure de laurier , de romarin , & autres femblables ; car c'eft ainfi que Hypocrate chaffa autrefois la pefte de l'éthiopie. Le

vivre doit estre subtil, parce
que la fiévre de quelque nature qu'elle soit est toûjours
aiguë ; ainsi il suffira de donner des boüillons de poulet,
ou tout au plus d'un peu de
veau & de volaille assaisonnez
dans l'Esté de laictuë , de pif-
senlis , d'ozeille & de pour-
pier , pressant toûjours dans
chaque boüillon qui sera de
3. ou de 4. en 4. heures le jus
d'un demy citron, ou d'oran-
ge, ou de grenade , sur tout
s'il y a beaucoup de pourriture ; & si l'on s'apperçoit
que la fiévre doive estre longue, on adjoustera une cueillerée de jus de mouton ; le
boire ordinaire sera de la ptisane d'orge & de reglisse, ou
d'une decoction d'orge & de

tamarinds , avec un peu de
canelle ou de l'eau sucrée
avec le citron , ou la conserve de buglosse dans de l'eau
d'orge , & dans toutes ces
sortes de boissons , on n'oubliera pas de mettre 3. ou 4.
gouttes d'esprit de vitriol ou
de souffre , lesquels ont la
vertu de raffraichir , d'ouvrir,
de resister à la pourriture,
d'empescher l'inflammation
des humeurs & d'appaiser la
soif. Le vin vieil bien trempé est souvent profitable , &
est un des grands cordiaux de
toute la Medecine, puisqu'on
a veu par experience que
plusieurs malades abandon-
nez ont recouvert heureusement la santé par cette agrea-
ble liqueur ; cependant com-

me il pourroit rendre la fiévre plus ardente , c'eſt icy
que la prudence du Medecin
eſt neceſſaire. De ſorte que
ſi la fiévre eſt legere , ſi la
malignité eſt grande , ſi le
corps eſt pituiteux, ſi le poulx
eſt peu frequent, ſi la langue
eſt humide, ſi le malade n'eſt
gueres alteré, on peut hardiment donner un peu de vin
trempé ; mais au contraire ſi
la fiévre eſt violente, s'il y a
peu de malignité, ſi le poulx
eſt frequent , ſi le malade eſt
bilieux , s'il eſt beaucoup alteré , ſi la langue eſt ſeche,
rude ou noire, il faut abſolu-
ment s'en abſtenir.

III.

Touchant le regime de
vivre dans la rougeole & dans
la petite verole; il faut prendre garde sur toutes choses
que le malade ne soit point
exposé à un air froid, principalement dans l'hyver; ce
qui empescheroit la transpi-
ration des humeurs, & re-
tiendroit le venin au-dedans;
mais il faut prendre garde
aussi de ne le point exposer
à un air trop chaud, de peur
que la chaleur naturelle ne
soit étouffée par l'abondance
des fumées boüillantes. On
placera donc le malade dans
un lieu un peu chaud, afin
que les pores s'ouvrent, &

que le venin forte mieux, on
fermera bien la chambre, afin
que l'air froid n'y entre en
aucune maniere ; car il est à
craindre (& l'experience le
prouve à l'égard des petits
enfans,) que le venin estant
retiré au-dedans par le rencontre de l'air froid, ne cause la mort. Il faut donc cou-
vrir moderement le malade,
mais ne le point surcharger
de couvertures qui pourroient
augmenter la fiévre. On pretend que les vestemens rouges par une proprieté particuliere poussent le sang bouïl-
lant aux parties de dehors; on
croit aussi qu'une brebis ou un
mouton renfermé dans la
chambre attire à soy & reçoit facilement le venin. Pour

ce qui regarde le vivre, ces maladies estans aiguës, il le faut ordonner leger, convenable aux maladies aiguës, sur tout au commencement; car ce n'est pas sans raison que les Medecins ont establi deux temps de ces maladies, distinguez par le nombre des jours, l'un de l'ébullition du sang, qui est depuis le premier jusqu'au quatriéme jour; & l'autre de la sortie, de la maturation & du dessechement, qui dans la rougeole est ordinairement terminé le septiéme jour, & dans la petite verole le 14. quoy que quelquefois le dessechement à cause de la crudité & de l'épeisseur de la matiere s'étend jusqu'au vingtiéme jour.

Partant donc dans les premiers jours , il faut que les
malades s'abſtiennent d'une
maniere de vivre trop plaine,
comme d'œufs & de viandes,
mais ils ſe doivent nourrir
de meſme que dans les fiévres continuës ; il faut bien
prendre garde ſur tout que
par cette façon de vivre legere , les forces puiſſent du-
rer juſqu'à l'eſtat, comme l'or-
donne Hypocrate, *a* de peur
qu'ils ne ſoient obligez dans
l'eſtat de prendre une nourriture plus forte qui détour-
neroit non ſans danger la nature de ſon devoir. Les alimens dont ils doivent uſer
ne doivent point eſtre ny a-

a *L.* 1. *des Aph.*

cres ny falés , ny gras , ny
doux , qui pourroient augmenter l'ébullition & l'aci-
monie des humeurs , mais
moderement, froids & aftrin-
gens pour temperer l'ébullition du fang , conferver &
deffendre les parties internes de l'injure de ces puftules ; fur tout il faut éviter les
fruits d'Efté qui fe corrompent aifément dans le corps,
le lait de la nourrice fera fuffifant pour les petits enfans à
la mammelle, & on leur ofte-
ra entierement la boüillie; on
aura foin que la nourrice
prenne de bons alimens , &
qu'elle foit faignée & purgée,
fi la neceffité le demande,
lorfque les taches fortent aifément , que la fiévre & les

autres accidens sont adoucis,
on les peut nourrir plus fortement. Pour le boire le malade usera d'eau succrée , ou
d'une décoction d'orge , ou
d'ozeille , ou de raclure d'y-
voire & de cerf, y adjoûtant
le syrop de limons , ou bien
d'une prisanne faite avec l'orge mondé , le chiendent &
la regliste dans laquelle on
peut faire boüillir quelque
raisins de damas , ou mesler
dedans les syrops de limons
& de grenades , principalement dans le commencement
& lors que la fiévre est violente ; mais si la fiévre n'est
pas bien forte, on peut éstein-
dre quelquefois un lame d'or
ou une bille d'acier dans de
l'eau d'orge, y adjoustant les

fucs de citron & de grenade,
ou bien on peut faire une décoction d'orge & de figues
tres-utile pour chasser les humeurs à la peau. Le vin doit
estre absolument deffendu
fur tout le doux, & avant que
les pustules fortent ; mais a-
prés la fortie & la remife des
symptomes , ceux qui ont
coustume de boire du vin
peuvent en ufer bien trempé.
Pendant tout le cours de la
maladie le fomeil fera mo-
deré ; car s'il eft trop long,
la chaleur eftant toute reti-
rée au-dedans pendant le fomeil, il eft à craindre que la
fiévre ne s'augmente, & que
la tefte ne fe rempliffe de fumées. Les veilles feront auffi
moderées ; de peur que les

esprits estans trop épuisez les
forces ne manquent. Le malade se tiendra bien de repos,
afin que la chaleur naturelle
attachée à l'expulsion de la
matiere maladive ne soit
point détournée de son devoir. Toutefois au commencement on peut faire de legeres frictions aux bras & aux
cuisses, afin d'attirer l'humeur
nuisible à la peau. Si le ventre est resserré, on aura recours aux lavemens ou aux
suppositoires; enfin le malade évitera les passions de l'a-
me, sur tout la colere & la
crainte, dont celle-cy retient
auprés du cœur le sang mauvais retiré au-dedans, & celle-
là par sa trop grande chaleur
trouble le sang & l'enflâme.

La maniere de vivre eftant ainfi reglée dans toutes ces maladies il faut ferieufement examiner fi la faignée eft utile & profitable, ou fi elle eft dangereufe & nuifible. Pour y proceder avec prudence & ne point faire fi l'on peut de fautes, il faut confiderer le temps qui precede l'éruption, le temps que ces taches commençent à fortir, & aprés qu'elles font forties. Je commance par le pourpre dont on doit confiderer la grandeur, l'intemperie, la pourriture & la malignité, auparavant que le pourpre forte, fi la maladie eft grande, s'il y a intemperie chaude & pourriture, fi le fang abonde dans les veines, fi l'urine eft trouble,

trouble, qui signifie que toute la masse du sang est gâtée,
si la pourriture est plus grande que la malignité; si la fiévre maligne est causée des
humeurs putrides, renfermées
dans les veines, s'il y a inflammation dans quelque vis-
cere, ou si on la craint; il
faut hardiment & sans crainte tirer du sang dés le premier
jour une, deux & trois fois,
jusqu'à ce que la nature soit
déchargée de son fardeau;
mais il faut que les saignées
soient faites au commencement de la maladie; car dans
le progrés, lorsque la malignité est répanduë dans toute
la masse du sang ; bien loin
de profiter au malade, elles
l'affoiblissent grandement;

K

ainsi dans le sentiment des
meilleurs Auteurs, elles ne
doivent plus estre employées
aprés le quatriéme jour. Mais
si la malignité est grande, &
qu'elle surpasse la pourriture,
je croy qu'il est de la sagesse
de celuy qui traitte cette maladie de s'en abstenir, ou au
moins s'il ne peut pas absolument s'en dispenser que ce
soit en petite quantité ; car
il est constant qu'à raison de
la qualité maligne & venimeuse, elle nuit beaucoup,
que la faculté vitale en est
détruite, & que souvent elle
precipite malheuresement le
malade dans le tombeau. Il
est bon encore d'observer
soigneusement lorsque cette
maladie commence à paroî-

tre parmy le peuple , quels
font les bons ou les mauvais
effets de la faignée , & quels
font à peu prés les degrez de
la pourriture & de la malignité. Lors que le pourpre commence à paroiftre , c'eft une
queftion s'il faut faigner. Il
femble que la faignée doive
alors eftre deffenduë , puifque les humeurs qui doivent
eftre portées du centre à la
circonference, font au contraire par la faignée portées
de la circonference au centre ; que bien loin d'ayder
la nature dans fon mouve-
ment , on luy en procure un
tout contraire , car les parties internes eftans vuidées,
il faut neceffairement que le
fang contenu dans les parties

externes retourne dans les internes. Si l'éruption de ces
exantèmes pourprez qui se
fait au commencement de la
maladie estoit critique, je se-
rois volontiers de ce sentiment : mais comme cette
éruption est symptomatique,
qui provient de la grande
ébullition du sang, & humeurs
malignes & corrompuës , &
qu'ainsi le mouvement de la
nature ne puisse estre empes-
ché , j'ayme mieux avec les
Sages & prudens Medecins,
faire tirer moderement du
sang ; si auparavant on en a
pas suffisamment tiré , il n'y
a rien à craindre dans cette
pratique ; au contraire si dans
un corps beaucoup sanguin,
les vrines estans grossieres &

rouges, on veut épargner la
saignée, la nature ne pourra
pas dompter une si grande
quantité d'humeurs qui se
jetteront avec impetuosité
sur quelque partie interne, &
y causeront une inflammation
mortelle. Je dis bien plus,
quand la chaleur naturelle
auroit assez de force & de
vertu pour se décharger de
cette excessive abondance de
sang; toutefois dans les corps
plethoriques, le sang estant
ordinairement grossier, reste-
roit dans les veines, s'y pour-
riroit davantage, & y pro-
duiroit une maladie plus dangereuse; car il n'y a que la
partie du sang la plus subtile
qui sorte par le pourpre, tandis que la plus grossiere, com-

me je viens de dire , reste-
roit dans les veines. Cela encore une fois ne se doit point
faire sans grande précaution.
Il ne faut pas entierement
vuider les vaisseaux ; ce qui
pourroit faire un retour des
humeurs des parties externes
aux internes ; mais il faut seulement diminuer la trop grande plenitude, afin que la chaleur estant reveillée , elle
chasse & pousse au-dehors
plus facilement ce qui reste
de mauvais dans le sang &
dans les humeurs. Si aprés
le quatriéme jour le pourpré
sort abondamment, si le mal
en est mieux, si les symptômes sont adoucis , il faut
s'abstenir de la saignée. Quoy
que ce soit aux bras qu'elle

se doive plus souvent pratiquer, puisqu'elle diminuë
tout à coup la quantité du
sang; quelquefois neanmoins
on peut utilement pratiquer
celle des pieds, quand le
malade est foible, & qu'il ne
peut davantage supporter la
saignée des bras. Elle sert
principalement aux femmes
quand leurs menstruës sont
arrestées, hors le temps mesme de leurs ordinaires, elle
ne laisse pas d'estre utile, parce qu'elles ont beaucoup de
sang par l'ordre de la nature
dans les vaisseaux voisins de
la matrice. Elle sert encore
beaucoup en qui l'on craint
quelque transport d'humeurs
au cerveau; ce qui est assez
frequent dans ces sortes de

fiévres ; ce que l'on connoiſtra
par la tenuité , la blancheur
& le peu de couleur des vrines. Enfin elle convient aux
mélancholiques , ſur tout ſi
les hemorroides ſont ſuppri-
mées , car la nature a coûtume de tirer par ces voyes
le ſang limoneux.

V.

Comme la rougeole & la
petite verole n'attaquent pas
ſeulement les corps tendres
des petits enfans , mais auſſi
les corps robuſtes des jeunes
gens , il faut diverſement
pratiquer la ſaignée, en con-
ſiderant toûjours le tems qui
precede leur ſortie , & celuy
qui la ſuit. Meſſieurs les Medecins

decins de Paris n'en difpen-
fent point les enfans à la
mammelle ; mais fans perdre
le refpect que je dois aux Do-
cteurs de la plus celebre faculté de l'Europe, cette pratique n'eft pas univerfelle-
ment receuë de tout le monde, puifque les forces, la
tendreffe de l'âge, la nourriture tres-legere du lait & l'é-
coulement copieux qui fe fait
par la peau, ne le permet-
tent pas. Trincavellius *a
écrit qu'il n'a jamais approu-
vé la faignée dans les enfans
à la mammelle ; il foûtient
que cela eft contre la raifon;
que l'évenement en eft fou-

*De rat. curan. part. aff. L. 2.
c. 12.*

vent mauvais ; & que quand mefme le fuccés en feroit quelquefois favorable , il le faut plûtoft attribuer au hazard qu'au raifonnement, nos Anciens avoient bien de la peine d'en tirer à 3. 4. 5. 6. & 7. ans , & ils en faifoient un grand miftere , puifque Averroés témoigne en avoir fait tirer à un enfant de trois ans ; Amatus Lufitanus à un enfant de 5. ans , à la quantité de 4. onces , lorfqu'il y avoit apparence de petite verole. Nous fommes aujourd'huy plus hardis , puifque fans crainte nous en faifons tirer à deux & trois ans, & fouvent mefme une feule faignée ne fuffifant pas on la reïtere, fi la fiévre aiguë persevere, ou si le delire, ou quelqu'autre fâcheux symptome presse. On en agit d'une autre maniere avec les jeunes gens, car dans le commencement de la maladie, le malade estant beaucoup sanguin, les forces estant suffisantes, on doit hardiment ouvrir la veine avant le quatriéme jour, & auparavant que les pustules sortent, afin que la nature déchargée d'une partie de son fardeau vienne mieux à bout de ce qui reste. Mais aprés le quatriéme jour, lors que les taches commençent à sortir, principalement si le malade commence à se mieux porter, si la fiévre diminuë, s'il y a de la remission dans les

symptomes, il faut se dispenser de la saignée, & laisser
le tout à la conduite de la nature qui ne manquera pas de
pousser suffisammét à la peau
la matiere qui engendre la
maladie ; l'experience fait
connoistre tous les jours que
plusieurs personnes peu san-
guines & legerement incommodées de la petite verole
font heureusement gueries
sans la saignée. Lorsque la
rougeole ou la petite verole
fort. C'est une question s'il
faut saigner ; Il semble que
ce soit un crime de tirer du
sang en ce rencontre, puisque c'est donner lieu au venin de retourner au-dedans,
c'est le sentiment de Fernel,
de Duret, de Riolan & d'Am-

broise Paré ; mais si dans le temps que la petite verole sort, la fiévre est plus aiguë, si le malade est plus inquiet, s'il respire avec plus de peine, si son urine est grossiere & rouge, si les symptomes sont plus grands, il est tres-important de le faire saigner ; car c'est une marque de l'accablement de la nature par la trop grande quantité d'humeurs que cette nature ne peut dompter sans ce remede. Quand même la petite verole est parfaitement & entierement sortie, ce qui arrive toûjours vers le neufié-me jour , si la fiévre presse beaucoup les meilleurs & plus experimentez Praticiens ne font pas difficulté de faire

faigner leurs malades pour
empêcher l'inflammation des
parties interieures ; cependant cette évacuation de-
mande beaucoup de pruden-
ce, & je conseille toûjours
de s'en privilegier autant
qu'on le pourra ; car il est
constant que la petite verole
estant mal-conditionnée ; &
le malade bien loin d'estre
soulagé, estant encore plus
mal, on attribuë plûtost la
mort à la saignée, qu'à la
grandeur, à la violence & à
la malignité de la maladie.

VI.

Aprés une suffisante quantité de saignées, on peut faire revulsion par le moyen des

ventoufes feches ou fcarifiées.
Elles doivent eftre feches
quand il n'eft befoin que d'u-
ne fimple revulfion , mais elles doivent eftre fcarifiées,
quand on n'a pas plainement
fatisfait à l'évacuation du
fang que l'on n'avoit pû faire par la faignée , à caufe de
l'abbattement des forces ; Il
les faut appliquer aux cuiffes,
aux feffes , pour repouffer la
matiere venimeufe du cœur
aux parties éloignées , aux
épaules & au dos pour tirer
les humeurs venimeufes du
centre à la circonference , ce
mouvement eftant grande-
ment conforme au mouve-
ment de la nature ; mais il
faut commencer par les parties inferieures , afin de re-

pousser une partie de la malignité aux parties les plus éloignées. Mais parce que les ventouses appliquées en ces endroits ne peuvent pas suffisamment repousser les humeurs & les vapeurs venimeuses du cœur & des parties qui luy sont proches ; il est à propos de les appliquer aux épaules & au dos, qui sont parties voisines du cœur, par ce moyen le mouvement de la nature est grandement aydé, & l'experience nous apprend que l'éruption du pourpre se fait principalement aux parties ausquelles on a appliqué de frequentes ventouses. On ne doit pas craindre que par l'application des ventouses aux épaules &

au dos, les humeurs qui pe-
chent soient repoussées des
autres parties au cœur, pourveu que cette application ne
se fasse pas au commence-
ment de la maladie, tandis
qu'il y a encore beaucoup de
plenitude ; mais aprés une
évacuation univerfelle & fuf-
fifante par le moyen de la faignée. Zacutus Lufitanus *a* re-
commande les ventoufes fcarifiées proche les aînes & les
aiffelles pour attirer les humeurs vitieufes aux parties
fi nobles & aux communs é-
monctoires où la nature a
coûtume de s'en décharger.
Outre les ventoufes on peut
faire encore des frictions fre-

a Obf. 13. l. 5. prat. admir.

quentes aux extremitez avec
des linges rudes ; mais sur
tout celle qui se fait avec le
liniment d'Aætius est fort re-
commandable , puisqu'il ouvre les pores & donne un
passage commode aux va-
peurs venimeuses. Ce liniment se fait avec trois onces
d'huile d'amandes douces, autant d'eau de fontaine , &
deux dragmes de selnitre; on
fait boüillir le tout jusqu'à la
consomption de l'eau, & on
en frotte avec les mains tout
le corps chaudement matin
& soir les vesicatoires appliquées à la partie posterieure
du col, font une puissante at-
traction & revulsion ; elles
tirent la matiere venimeuse
de ces endroits, & la détour-

nent de la teste ; mais lors
qu'il y a une grande malignité , & que les symptomes
pressent vivement, il en faut
appliquer au col , aux bras,
entre le coude & l'humerus
aux cuisses & entre les aînes
& les genoux ; les ulceres
qu'elles font en diverses parties du corps vuident, comme l'a autrefois remarqué
Galien, toute la matiere ma-
lefique ; mais comme les cantharides qui entrent dans les
vesicatoires étranglent la ves-
cie par une vertu qui leur est
particuliere , il sera bon d'y
mesler de la semence d'ameos
pulverisé qui empeschera le
dommage que les cantharides
pourroient causer dans la
petite verole. Si la saignée est

suspecte , par exemple à l'é-
gard des petits enfans , ou si
le temps propre pour la saignée est passé, on diminuëra
la trop grande quantité du
sang par le moyen des ventouses scarifiées aux épaules
& aux cuisses, dans l'estat même de la maladie , car elles
aydent le mouvement de la
nature du centre à la circonference; il faut bien prendre
garde que dans les petits enfans les scarificatiōs ne soient
point profondes, parce que le
sang chaud & boüillant cou-
leroit avec tant d'impetuosité
qu'on auroit de la peine à
l'arrêter.

VII.

Il ne faut pas moins de
prudence dans l'ufage de la
purgation, que dans l'ufage
de la faignée. Soit qu'on con-
fidere le temps dans lequel
il eft à propos de purger. Les
remedes dont on doit pur-
ger. Et la maniere dont on
doit purger. On ne doit jamais purger au commence-
ment du pourpre, puifque
dans la maxime d'Hypocrate,
on ne doit point purger les
humeurs quand elles font
cruës, mais feulement quand
elles font cuites *concocta Me-*
ditari oportet non cruda. D'ailleurs les medicamens purga-
tifs poürroient trop irriter les

humeurs malignes, & cauſer
un flux de ventre dangereux;
on ſe contentera donc au
commencement de vuider
l'ordure qui ſejourne dans
les premieres voyes par les
clyſteres frequens & qui ſeront continués durant tout le
cours de la maladie, tous
les jours, ou de deux jours
l'un. Si le ventre n'eſt pas
libre, ils ſeront prepaŕez avec
une decoction d'orge, de pru-
nes, de mauves, de violiers
de mercuriale, de laictuë, de
piſſenlis, de nenuphar, on
les donnera ſimples dans la
vigueur de la maladie, ſans
y meſler aucuns remedes
pour ſervir comme demy-
bains; mais au commence-
ment & dans le declin on y

diſſoudra la caſſe ou le catholicon ſimple, ou le diaprun
ſimple, le miel violat, l'huile
de nymphea ou de violette;
que s'il y a une ſi grande
quantité d'humeurs corrompuës dans l'eſtomach (ce que
l'on connoiſtra ſi le malade
n'a point d'appetit , s'il a la
bouche amere, s'il a des nau-
ſées , s'il vomit , & s'il a des
vers.) les clyſteres ne pouvans pas entierement les vuider ; on ſera obligé d'en venir à la purgation par les remedes les plus doux , tels
que peuvent eſtre la caſſe,
les tamarinds, la manne, les
ſyrops de roſes & de chicorée compoſé ; ainſi on peut
preparer une portion purga-
tive avec une once de caſſe

mondée dans un demy-fep-
tier de lait clair, ou bien dans
une décoction de feüilles de
chicorée, d'ozeille, d'endive
& d'une demy-once de tamarinds , dans laquelle on dif-
foudra demy-once de catholicon avec un once de manne , & autant de fyrop de rofes. Que fi le malade a de
l'averfion pour les potions,
on peut luy preparer un bol
avec une once de caffe mondée , demy-once de tama-
rinds avec le fucre , ou bien
avec fix dragmes de lenitif,
ou demy-once de diaprun
fimple & un gros de creme
de tatre. On peut fe fervir
de ces purgations dans le declin de la maladie , ou de
celle-cy , on prendra demy-
                    o ce

once de racines de scorsone-
re, demy poignée de feüilles
d'ozeille, une pincée de chardon benit & autant de scordium , demy-once de sené,
demy dragme de rubarbe,
demy scrupul de semences
de citron , un scrupul de
canelle & une pincée de fleurs
cordialles ; on fera infuser le
tout dans un suffisante quantité d'eau , & dans la couleure on dissoudra demy once
de manne , autant de syrop
de roses, & deux goûtes d'esprit de vitriol. Si le bol plaist
mieux , on prendra 4. dragmes de catholicon , 2. dragmes de triphera persica , un
scrupul de rubarbe , le tout
meslé avec du sucre.

M

VIII.

La purgation au commencement de la rougeole & de la petite verole, n'est pas moins suspecte que dans le pourpre ; car par la purgation il se fait un mouvement contraire au mouvement de la nature ; c'est à dire de la circonference au centre ; & s'il survient un flux de ventre, il se fait un retour des pustules au-dedans, qui cause immancablement la mort ; cependant auparavant que les pustules sortent, que la fiévre se rende plus aiguë ; s'il y a beaucoup d'humeurs, on peut utilement ordonner la purgation, ainsi que dans le pourpre ; car l'évacuation de ces humeurs reveille la nature & luy donne lieu de pousser au dehors ce qu'il y a de mauvais. Mais lors que les pustules commençent à paroître, principalement quand la malignité est grande, quand on voit plusieurs personnes mourir de mesme maladie, la purgation est pernicieuse, & il est plus à propos de s'en abstenir. Dans tout le temps de la maladie, si le ventre est resserré, il le faut reveiller doucement, mais non pas l'irriter en donnant aux enfans un suppositoire avec le miel seul sans sel, ou un clystere de boüillon ou de lait, ou d'une décoction d'orge, de raisins & de reglisse avec du

M ij

sucre & des jaunes d'œufs,
pour les grandes personnes
ils doivent estre plus forts &
semblables à ceux qui ont été
ordonnez dans le pourpre.
Quand la maladie est entierement cessée, on purgera les
grandes personnes de même
que dans le pourpre, & les
petits enfans avec une cueillerée de syrop de roses, ou
de chicorée, ou de pommes
composé.

IX.

Les sudorifiques sont pro-
fitables au pourpre dans l'é-
tat ou dans le declin, principalement lors qu'il y a
beaucoup de malignité, il
faut employer ceux qui ont

moins de chaleur, tels que
font la scabieuse, le chardon
benit, la reine des prez, le
scordium ; les sels d'absynthe, de frêne & de scabieuse, l'antimoine diaphoretique
ont plus de chaleur, & on ne
les doit ordonner que quand
la fiévre est remise, & que
la malignité surpasse la pourriture. On placera donc le
malade dans un lieu medio-
crement chaud, & on luy
donnera le sudorifique préparé avec les eaux de chardon benit & de reine des
prez de chaque deux onces,
une once de suc de limons,
avec demy dragme ou deux
scrupules, ou une dragme de
theriaque, selon que l'on
craint de plus ou de moins

échauffer. Le malade prendra
cette potion tiede, & on le
couvrira un peu plus qu'à
l'ordinaire; l'eau theriacale
de bauderó est encore un excellent sudorifique ; on le
donne depuis demy once,
jusqu'à une once dans quelques eaux ou décoctions sudorifiques. On peut encore
préparer un sudorifique avec
une dragme de semences de
navet, demy dragme de se-
mences de citron, & autant
de chardon benit, trois ou
quatre onces d'eau de chardon benit; on adjoûte demy
once de syrop de scordium,
ou bien on prépare une poudre avec une dragme de semences de navet, demy dragme de semences de citron, &

Pareille quantité de celle de
chardon benit & de corne de
cerf préparée , un scrupule
d'os de corne de cerf ; &
autant de zedoire ; on donne
une dragme de cette poudre
dans de l'eau de scabieuse , ou
autre semblable. On peut enfin donner quelques-uns des
sels d'absynthe ; de frêne &
de scabieuse , depuis dix jusqu'à douze grains dans de
l'eau de chardon benit ou de
scabieuse, ou l'antimoine diaphoretique, depuis 6. jusqu'à
30. grains dans quelque conserve , comme celle de bu-
glose. Octavianus Roborcus
vante la pierre de bezoard,
& asseure en avoir fait une
heureuse épreuve sur luy-mê-
me ; il advertit de ne la pas

donner seulement une fois,
mais souvent dans une quantité raisonnable ; sçavoir 12.
ou 20. grains pour une prise;
les Chimistes mêmes asseu-
rent qu'elle n'échauffe point,
qu'on la peut hardiment donner aux malades les plus delicats, & qui rebuttent les remedes ; mais ils loüent sur
tout la mixture simple & la
minsure spirituelle, composée d'eau theriacale, de camphre, d'esprit de tartre & de
vitriol, dont la dose est une
dragme meslée dans les juleps ou portions cordialles.
Voicy un remede qui n'est
pas des moins excellens, P.
des feüilles & fleurs de reine
des prez, un peu plus de
fleurs que de feüilles, faites
le

le tout diftiller enfemble dans
un alembic de verre, puis le
rectifiez & mettez dans des
bouteilles de verre bien bou-
chées; la dofe eft de 4. bons
doigts dans un verre, y laif-
fant tremper un peu de temps
de l'antimoine de la groffeur
d'une noix, envelopé dans
du linge, & le faire prendre
le matin au malade, il eft ex-
perimenté. Mais comme la
malignité n'eft pas toûjours
la mefme, qu'elle peut-eftre
diverfe felon la diverfité des
corps, il ne fe faut pas toûjours affujettir à un feul remede; mais il eft bon de les
changer quelquefois; car ce
qui eft profitable à l'un ne
l'eft pas toûjours à l'autre.
Tandis que l'on employe ces

sudorifiques internes on peut
en adjouster d'externes pour
rendre la vertu des premiers
plus efficace ; ainsi donc dans
l'estat de la maladie & dans
le temps qu'on donne les sudorifiques , on pourra appliquer plusieurs ventouses ou
vesicatoires , plusieurs fois
reïterées , comme il a esté dit
cy-devant, afin qu'ils attirent
plus puissamment le venin à
la superficie du corps. L'huile de scorpions de Mathiole
est recommandée de tous les
sçavans Medecins, il faut oin-
dre souvent de cette huile
chaude, c'est à dire trois ou
quatre fois le jour les aînes,
les aisselles , les tempes , les
mains & les pieds ; à son defaut on se servira d'un lini-

ment fait avec la theriaque
diſſoute dans le ſuc de limons , adjouſtant quelque
peu de ſaffran & de camfre.

X.

Aprés qu'on aura pratiqué
dans la rougeole & petite verole les remedes generaux
de la maniere dont on a parlé
cy-devant, il faut conſiderer
ſi la nature fait bien ſon devoir ; c'eſt à dire ſi d'elle-mê-
me elle pouſſe la matiere ve-
nimeuſe à la peau ; car ſi par
ſon moyen la rougeole & la
petite verole ſortent ſans peine , il n'eſt pas neceſſaire de
l'ayder par pluſieurs remedes
dont l'uſage à contre-temps
échauffe & agite les humeurs

& augmente la fiévre ; mais
si au contraire elles ont de la
peine à sortir, il faut ayder la
nature par les remedes qui
fondēt peu à peu les humeurs,
& qui ouvrēt les pores; ce que
l'on pratiquera en cette maniere. On prendra des figues
grasses , 7. onces de lentilles
bien nettoyées , trois dragmes , gomme lacca , deux
dragmes & demie, de la gomme tragaganth , & de la semence de fenoüil , de chacun deux dragmes ; on fera
cuire le tout dans trois demy-
septiers d'eau de fontaine ou
de riviere , comme de la sei-
ne , réduits à demy septier,
que l'on fera prendre au malade : On peut adjouster 15.
grains de saffran & 5. drag-

mes de raisins ; car le saffran
ouvre & fortifie, & les raisins
conservent le foye , ou bien
on fera une décoction
avec les lentilles , feüilles de scabieuse , scor-
dium & ozeille ronde, y mêlant un peu de sucre. Touchant les lentilles, il faut remarquer ; Premierement,
qu'estans bien nettoyées de
leur écorces, & ayant legerement boüilly , elles arrestent
par leur astriction & leur é-
paississement la trop grande
ferveur des humeurs, & em-
peschent que ces humeurs ne
se déchargent avec impetuosité sur quelque partie noble;
c'est pourquoy Galien a dit

a *L. 1. de Sanit tuend. c. 18.*

que les lentilles eſtant cuites
deux fois , fortifient les parties naturelles , & par leur
aſtriction arreſtent le flux de
ventre. Secondement , que
cela dépend de la prudence
du Medecin qui traitte le
malade de s'en ſervir , ou de
ne s'en pas ſervir ſelon qu'il
eſt beſoin , de plus ou de
moins ſubtiliſer les humeurs
pour les pouſſer à la peau; car
ſi la matiere eſt ſubtile , &
que l'ébullition ſoit grande;
c'eſt utilement que l'on pref-
crit les lentilles ; ſi au contraire la matiere eſt groſſiere,
& que la nature la pouſſe lentement à la peau , il les faut
obmettre. Voicy encore d'autres remedes dont on ſe peut
ſervir avec utilité. On pren-

dra des racines de fenoüil &
d'ozeille de chacun une once , de la raclure de
corne de cerf demy once,
des feüilles de scabieuse, de
scordium & de mille pertuis,
de chacun une poignée , des
figues grasses six, de la gomme lacca trois dragmes , des
semences de navet & de
charbon benit , de chacun
deux dragmes , des lentilles
bien nettoyées demy once,
gomme tragagant une drag-
me & demie ; on fera cuire
le tout jusqu'à trois demy
septiers: de cette couleure on
en fera prendre trois onces
au malade , y mêlant une
once de syrop de limons,
deux ou trois fois le jour , ou
bien on prendra une poignée

d'orties fraîches, lavées &
coupées, deux dragmes de
corne de cerf & autant d'y-
voire que l'on fera boüillir en
trois pintes, réduits à une,
adjoustant un baston de reglisse pour le boire. Si la malignité est grande, comme il
arrive dans les maladies épidemiques, on ordonnera avec
profit le bezoard mineral, depuis 6. jusqu'à 20. grains, l'eau
spirituese de canelle, depuis
une dragme jusqu'à trois, les
eaux de chardon benit & de
melisse depuis trois jusqu'à
six onces, les sels de chardon
benit & de melisse depuis dix
grains jusqu'à un scrupul, la
poudre de vipere depuis 8.
jusqu'à 30. grains, l'eau sudorifique de vipere depuis une

dragme jufqu'à demy once.
Il faut bien fe donner de garde de faire prendre ces remedes quand l'éruption fe
fait trop fubitement ; il eft
befoin pour lors d'arrefter ce
mouvement impetueux , car
l'ébullition & la ferveur du
fang font fi exceffifs , que fi
on ne les tempere , elles con-
duifent le malade au tom-
beau. On fe fervira donc des
remedes fuivans , P. de l'orge
entiere une pincée , des racines de penthaphilon ou quinte feüilles , & de tormentille , de chacun une once , des
feüilles d'ozeille , d'endive &
doxytriphillon , de chacun
une poignée , faites une décoction d'une chopine , &
dans la couleure delayez du

syrop de limons ou de grenades 4. onces , faites un julep pour 4. doses , dont le
malade en prendra deux par
jour , ou bien vous donnerez
souvent la ptisane faite avec
l'orge , la racine de tormentille , la corne de cerf, les
feüilles de trefle aceteux, adjouftant un peu de sucre.

XI.

Durant l'usage des reme-
des que l'on vient de décrire,
il ne faut point obmettre les
cordiaux qui resistent à la
pourriture & à la malignité.
Ceux qui la combattent par
une proprietéspecifique sont
les racines de penthaphilon
ou quinte feüille , de tor-

mentille, de carline, les feüilles de fcordium , de chardon
benit , de fcabieufe, de fcor-
fonere , de reine des prez, les
fleurs de calendule & de ve-
ronique rouge , les tranches
de limons ou de citrons , &
leurs femences , les écorces
de pommes de raînettes , la
raclure de corne de cerf avec
les fyrops de limons, de grenades, aceteux fimple , dans
lefquels on mêle quelques a-
cides , comme le fuc de citrons ou de limons , l'efprit
de fouffre ou de vitriol , qui
refiftent puiffamment à la
pourriture & à la malignité.
De tous ces remedes on en
prepare des juleps, & on met
dans le boire un citron en-
tier, adjouftant quelque gou-

tes d'esprit d'acides, de souffre ou de vitriol, ou de sel
de prunelle. Quand la fiévre
est ardente pendant tout le
cours de la maladie ; on peut
mettre dans deux ou trois
cueilletées de boüillon un
peu de confection hyacinthe
ou d'alchermes, ou demy scrupul d'une poudre qui n'est
point dés-agreable au goût,
& qui est préparée avec un
scrupul de chaque sorte de
corail préparé , de raclure
d'yvoire, de corne de cerf &
de poudre de bezoard.

XII.

Mais comme une des prin-
cipalles indications est celle
qui conserve les forces , on

y travaillera en cette forte.
On preparera d'excellens
boüillons avec un chapon;
& fi la neceffité des forces y
oblige , on adjouftera dans
chacun une cueillerée d'eau
de chapon , un peu de gelée
de corne de cerf, ou un peu
de confection hyacinthe ou
d'alchermes , quand les forces font grandement abba-
tuës , & que la chaleur fié-
vreufe n'eft pas grande; mais
le meilleur & le plus excellent de tous les cordiaux, c'eft
le bon vin vieil, fa feule odeur
réjoüit le malade, & luy donne des forces ; on peut mettre une croute de pain rôtie
dans un peu de vin trempé
d'eau rofe , & le fentir dans
un grand abbatement ; on

pourra préparer une potion
cordiale avec une once & demie de chaque sorte des eaux
de naphe & de roses, une
dragme de confection alchermes, une once de syrop de
pommes simple & trois dragmes de suc de limons; si la
fiévre n'est pas violente, on
pourra adjouster une, 2. ou 3.
dragmes d'eau de canelle, &
quelquefois 5. ou 6. grains
d'ambregris; outre ces remedes internes on preparera un
épitheme pour estre appliqué
souvent & chaudement sur la
region du cœur. P. les eaux
de scabieuse & de chardon
benit, de chacun 4. onces,
l'eau de naphe 2. onces, la
confection alchermes 2. dragmes, la poudre de diamarga-

ritum froid une dragme, saffran & camphre de chacun
6. grains.

XIII.

Comme la petite verole a
coûtume d'incommoder les
parties, tant internes, qu'externes, sçavoir le foye, la rate, les intestins, les reins, les
poulmons, la gorge, les yeux,
les narines, & le visage, il faudra employer les remedes sui-
vans pour leur preservation.
La gomme lacca deffend le
foye & la rate, les lentilles
conservent les intestins, & la
gomme tragagant la poitrine, ainsi qu'on a dit cy-devant. Pour les intestins, s'il y
a flux de ventre ou dissente-

rie, ou si l'on craint que l'un
des deux n'arrive, on preparera au commencement des
lavemens avec le lait ferré,
le sucre & les jaunes d'œufs,
en aprés avec une décoction
d'orge & de roses rouges, a-
vec un jaune d'œuf ; & enfin
avec une décoction de plantain, de renoüée & de prunelle. S'il y a doute de vers dans
les petits enfans, ce que l'on
connoistra par la grossiereté
& viscosité des dejections, &
par leur couleur grise ou blanche, il faudra adjouster dans
les lavemens ce qui tuë les
vers. Pour fortifier aussi les
intestins & l'estomach, on usera des syrops de coins & de
mirtes dans les eaux de plantain, de tormentille & d'o-
zeille

zeille ronde. On remediera
aux reins qui souffrent quelquefois des ulceres, par le
moyen des emulsions de semences froides avec les trochisques dalkekenge & de
karabé, la conserve de roses
& de violettes, les syrops de
Pavot, de tullilage, de juju-
bes, de roses seches de violettes, de mirtes seuls ou mê-
lés ensemble, conservant les
Poulmons : Si l'on craint que
la fluxion ne se jette sur ces
Parties, & qu'elle ne suffo-
que le malade, il faudra la
détourner avec les ventouses,
ou seches ou scarifiées, &
même la saignée, pourveu
qu'il n'y ait point de con-
traindication plus forte ; on
preservera la gorge & le go-

O

fier auparavant que la petite
verole forte par les gargarif-
mes frequens faits avec la décoction & les eaux de prunelle, de plantain, de rofes,
de balauftes, & le fuc de grenades aigres, y adjouftant les
fyrops de myrte, de rofes
feches, de meures ou le miel
rofat. On fera prendre aux
petits enfans qui n'ont pas
l'adreffe de fe gargarifer une
petite cueillerée de fyrop de
meures, ou de grenades, ou
de rofes feches, feuls ou mêlez dans de l'eau de plantain
& de rofes, ou par le moyen
d'un petit bafton couvert
d'un linge & trempé dans
quelqu'un de ces fyrops, on
leur adoucira la gorge & le
palais. Si la fluxion eft fi gran-

de qu'elle ne puisse estre arrestée, & qu'elle menace de
danger, on leur fera succer
d'heure en heure ce remede
qui sera d'une once de muci-
lages de semences de psyllium
& autant d'huile d'amandes
douces recentes, avec deux
onces de sucre. Si l'acrimonie de la fluxion ou l'abondance de la petite verole engendre des ulceres dans la
gorge, il la faudra nettoyer
par le moyen de l'eau d'orge
avec le miel rosat ou l'eau
alumineuse, & si la fluxion
tend à corruption, on ad-
joustera un tant soit peu d'é-
giptiac. Si les oreilles coulent
on aura soin de les tenir ouvertes; & si elles souffrent de
la douleur, il sera bon d'ap-

pliquer une éponge trempée
en eau tiede avec l'huile rofat. Il faut fur tout avoir grand
foin des yeux, puifqu'ils font
fi neceffaires pour la douceur
de la vie ; & ces parties étans
douces, d'une fubftance mol-
le & humide ; la matiere de
la petite verole eft facilement chaffée vers eux, d'où
arrivent de tres-fâcheux
maux ; & quelquefois la perte
de la veuë. Auparavant la fortie de la petite verole, ou
lors qu'elle commence à fortir, on a coûtume de faire
un liniment fur les paupieres
avec l'eau de plantain & de
rofes, & un peu de faffran, où
on fe fert d'un collyre qui
preferve mieux, il eft fait
d'eau rofes & de plantain, de

chaque une once & demie,
de poudre de femences de
fumach deux dragmes, le tout
ayant infufé un peu & eftant
coulé chaudement en le pref-
fant beaucoup ; on adjoufte à
la couleure demy fcrupul de
camfre & cinq grains de faffran pour le rendre encore
plus efficace, au lieu des eaux
de rofes & de plantain ; il
faut mêler le fuc purifié de
renoüée, & de bourfe de pa-
fteur avec les autres remedes. Si on s'apperçoit que
ces puftules veulent entrer
dans l'œil, on diftillera fouvent dedans du fang de pigeon ; afin de les refoudre
promptement, ou bien on lavera fouvent les yeux avec un
collyre dans lequel on trem-

pera un linge delié ; ce collyre sera preparé avec 2. onces d'eau roses , demy once
d'eau de fraise , une dragme
de trochisques de blanc rhasis , un scrupul de tuthie preparé , cinq grains de camfre
& deux grains de saffran.
Quand les yeux sont si bouf-
fis que le malade ne les peut
ouvrir , il les faut laver souvent avec une décoction de
semences de lin , de fenugrec,
de coins & de mauves ; si les
yeux estans ouverts ils paroïs-
sent pleins de nuages , il les
faut nettoyer avec du sucre
candy passé dans un tamis
bien delié. Enfin s'il s'y fait
des ulceres , leur guerison de-
pendra du collyre suivant, on
prendra trois dragmes de

ceruse lavée, une dragme de
sarcocolle, un scrupul de
gomme tragacanth, 2. grains
dopium avec le mucilage de
tragagant, extrait avec l'eau
de plantain; on fera des tro-
chifques que l'on diſſoudra
dans du lait de femme ou
dans de l'eau roſes. Pour la
preſervation des narines on
fera ſouvent ſentir du vinaigre au malade, ſi les puſtules
eſtans entrez dans les narines
font des croûtes, on les fera
tomber en les lavant ſouvent
avec l'huile d'amandes douces; & s'il y a ulceres on fera
un liniment avec l'huile de
jaunes d'œufs & le ſuc de
plantain battus dans un mortier de plomb. Pour empeſ-
cher que la petite verole n'at-

taque le visage, quelques-uns
font dissoudre un gros de theriaque dans de l'eau de char-
don-benit , dont on lave le
visage ; Plusieurs n'approu-
vent point ces sortes de remedes ; parce que la plus
grande partie de ces impuretez qui a coûtume d'estre
poussée au visage, retourne-
roit au-dedans , empescheroit le mouvement de la nature , & causeroit de fâcheux
maux ; il semble donc qu'il
soit plus à propos d'empescher que la petite verole ne
fasse des trous & des cicatrices qui defigurent le visage. On avoit coûtume autrefois, lors que la petite verole
estoit arrivée à maturité, de
percer les grains avec une aiguille

guille d'or ou d'argent, pour
empescher que le pus estant
retenu trop long-temps ne fit
des cicatrices ; mais l'experience a fait connoistre qu'en
les perçant, la guerison en
estoit retardée, & que les
croûtes par la foiblesse de la
chaleur naturelle estoient re-
tenuës plus long-temps ; ce
qui faisoit de vilaines cicatrices ; ce qu'estant, (au lieu
de percer ces grains,) il faut
laisser l'évacuation du pus à
la conduite de la sage nature.
Lorsque la petite verole
commence à meurir, & qu'elle
blanchit au milieu ; ce qui arrive ordinairement vers le
neuviéme jour, on oindra le
visage deux fois le jour d'huile d'amandes douces tirée

fans feu avec une plume, jufqu'à ce que les croûtes tombent, on peut adjoufter autant d'eau d'orge, ce remede
tempere l'acrimonie de la bile, avance la maturation &
la chûte des croûtes, qui autrement eftant adherentes
font des ulceres profonds à
la peau, à caufe du pus qui
eft renfermé deffous. L'huile
de noix tirée nouvellement
fans feu & battuë avec égale
quantité d'eau rofe en forme
de liniment, eft un tres-excel-
lent remede; c'eft encore un
remede qui n'eft pas moins
excellent pour empefcher les
marques, de faire ouvrir la
veine de l'aîle d'un pigeon,
& baigner le vifage du malade de ce fang tout chaud,

Voicy encore un autre remede que l'on pretend eſtre
éprouvé, on prendra deux
poignées d'orge mondé qu'on
fera boüillir & conſommer;
on prendra trois cueillerées
de cette décoction, paſſée &
preſſée fortement, dans leſquelles on meſlera deux cueillerées d'huile d'amandes douces que l'on battera avec un
petit baſton ; & quand les
grains ſeront blancs, on les
arrouſera avec une plume de
demy heure en demy heure,
juſqu'à ce qu'ils commençent
à ſecher.

On prendra une freſſure
de mouton, on la fera gril-
ler, & de l'écume qui en ſor-
tira on en frottera le malade
trois jours durant, & au bout

de ce temps on fera une pom-
made avec du vieux lard la-
vé dans plusieurs eaux, dont
on frottera le visage deux ou
trois fois par jour. J'ay appris
autrefois celuy-cy d'un bon
Chirurgien de mes amis, qui
m'a asseuré l'avoir éprouvé;
c'est de faire boüillir du sei-
gle dans de l'eau qui coule
d'un moulin , passer le tout
& en laver souvent le visage.
Pour dessecher on se sert encore d'un liniment fait de
crême nouvelle, meslée avec
de la craye blanche , conti-
nuant jusqu'à ce que les croûtes soient tombées, & le re-
nouvellant chaque jour matin
& soir. Si par negligence ou
par la malignité de la petite
verole, les vestiges & les ci-

catrices demeurent, il faut
alors employer tous ces soins
en faveur des Dames pour les
guerir & tascher de conser-
ver la beauté dont elles doivent estre tres-curieuses,
puisque c'est le plus riche
present que Dieu leur ait ac-
cordé entre les biens natu-
rels. D'une infinité de remedes que les Auteurs ont pris
la peine de décrire ; il faut
choisir ceux-cy comme les
plus experimentez. L'huile
de jaunes d'œufs nourrit &
engendre la peau, & ainsi
elle est propre pour remplir
les trous ; la graisse de mouton fraische fonduë, dont on
oindra le visage est beaucoup
efficace ; l'eau de mille fleurs
ou de fiente de vache distil-

lée au mois de May, produit
de grands effets si on en lave
le visage ; & qu'ensuite on
fasse une onction avec la graiss-
se humaine. Forestus vante
grandement l'onguent suivât.
On prendra de l'huile d'amandes douces & de lis blancs de
chacun une once de la graiss-
se de chapon trois dragmes,
de la poudre de racine de
peone, d'iris de Florence &
de lytharge d'or, de chaque
demy scrupul, du sucre candy un scrupul ; de toutes ces
choses bien mêlées dans un
mortier chaud , & pressées
dans un linge , on oindra les
cicatrices matin & soir , & en
aprés on les lavera bien avec
de l'eau distillée , de pieds de
veau , ou à son defaut d'eau

de mille pertuis. Voicy enfin
un autre remede que l'on affure eftre merveilleux. On
prendra 2. ou 3. cens defcar-
gots, on les mettra dans quelque vaiffeau, & on les couvrira bien de crainte qu'ils
ne fortent, & on mettra parmy demy boiffeau de fon. Le
lendemain au foir, on les lavera beaucoup de fois ; on les
mettra en quelque linge, &
on les laiffera égouter toute
la nuit ; on prendra une bonne épaule de mouton, que
l'on mettra en petits morceaux ; on meflera le tout
enfemble, que l'on fera diftiller en la chapelle, la premiere
eau qui fortira fera blanche,
& ne vaudra rien ; mais celle
qui diftillera claire fera con-

fervée. Pour ufer de cette
eau, le malade fera vingt
jours dans la chambre, le vifage couvert d'un linge
moüillé de ladite eau, que l'on
moüillera lors qu'il fera fec;
& comme ordinairement dás
l'éruption de la petite verole, ou lors qu'elle commence
à meurir, les malades fouf-
frent une grande douleur, ou
demangeaifon, principale-
ment aux mains & à la plante
des pieds; on y remedira en
fomentant ces parties avec
une décoction de guymauvés
& de fleurs de camomille;
& comme la demangeaifon
eft fi incommode au vifage,
que les malades ont bien de
la peine de s'empefcher de
galler; ce qui donne lieu aux

marques & à la laideur du vifage. On fe fervira de ce remede ; on prendra des feüilles de parietaire une poignée, des fleurs de camomille & de melilot, de chacun demy pincée ; on fera cuire le tout dans une chopine d'eau de fcabieufe, & dans la couleure on adjouftera trois onces d'eau de chevre feüille ; on moüillera fouvent de cette couleure chaude avec un linge delié les endroits qui demangent. Quant aux ulceres qui font engendrées de la malignité & du rongement des humeurs, on les guerira avec le blanc rhafis camfré, ou l'onguent de plomb preparé. On prendra du plomb brûlé 2.

onces , de la lytharge une
once , de la cerufe lavée &
du vinaigre de chacun demy
once , de l'huile rofat trois
dragmes , du miel rofat une
once trois jaunes d'œufs , de
la myrrhe demy once , & de
la cire autant qu'il en faudra.

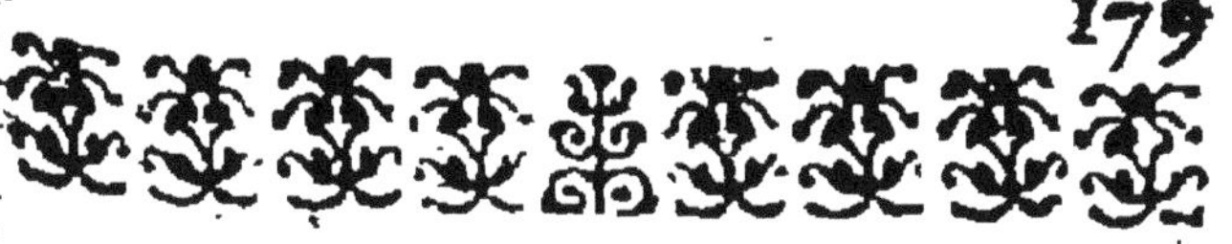

ADDITION

Aux Remedes que l'on a proposez pour la guerison de la Rougeole & de la petite Verole.

O N éprouvera que le julep suivant est d'un grand secours pour les malades de la rougeole, en le donnant pendant quatre ou cinq matins à ceux qui en sont attaquez.

Prenez du julep violat deux

onces, de l'eau rose quatre
onces, esprit de vitriol douze ou quinze gouttes meslez,
& en faites un julep.

*Celuy qui suit est efficace
pour fortifier les parties nobles, & pour exciter la sortie des pustules à ceux qui
sont surpris de la petite verole.*

Donnez au malade dans
les eaux cordialles ou dans
un boüillon le sel de chardon
benit & le diaphoretique mineral de chacun cinq ou six
grains & plus, à proportion
de l'aage, reiterant ce remede deux ou trois fois par
jour ; Ou

Prenez des eaux diſtillées
de fenoüil, chicorée, pim-
pernelle, reine des prez &
chardon benit de chacun 2.
ou trois onces, diſſolvezy
de la confection d'hiacinte
une dragme, bezoard mine-
ral ou jovial huit grains, ſyrop
de limons une once, eſprit
de vitriol demy ſcrupule, faites une potion, que vous
preſenterez ſouvent aux enfans à la cuillier, & à ceux
qui ſont avancez en âge, le
tout à la fois ; ce qui ſera
reïteré autant que l'exigera
la grandeur & la force de la
maladie ; Ou

Prenez des eaux de char-
don benit, de pavot rouge,
& ſcorſonere de chacun deux
onces, confection d'hyacin-

te & sel de prunelle de chacun demy dragme , poudre
de vipere demy scrupule, syrop de limons une once, du
tout soit fait un julep , au-
quel on peut ajoûter suivant
les lieux où l'on est , ou la
necessité , huit grains de bezoard mineral ou jovial, ou
un scrupule d'esprit de sel
dulcifié.

- *A l'égard de la boisson ordinaire des malades* , on peut
faire une ptisanne composée
d'orge , racines d'ozeille, ra-
pure de corne de cerf & suc
de limon , dont ils useront
jusques à ce que le boüillonnement & la ferveur du sang
soit appaisée ; Ou

Prenez trois citrons en-
tiers , hachez-les en petites

pieces & les faites boüillir
avec quatre ou six onces de
sucre blanc dans six livres
d'eau de fontaine tres-pure,
jusques à la diminution de la
troisiéme partie, coûlez &
passez à clair; & aprés qu'elle sera refroidie, presentez-
en au malade pour boisson
ordinaire; Elle est propre à
esteindre la soif dans les fiévres chaudes & bilieuses, dans
les inflamations, petite verole & rougeole; elle resiste
à la pourriture, conforte &
humecte le cœur, le ventri-
culle, le foye, la ratte, les
reins, & generalement tous
les visceres.

*Pendant que l'on a soin
de fortifier les parties inte-*

rieures, & de chasser au-dehors la matiere qui fait le mal, il ne faut pas oublier de deffendre les exterieures, & de les armer contre ses attaques, & particulierement les yeux, sur lesquels elle imprime souvent les caracteres de sa malignité par des taches & des ulceres qui diminuënt ou qui abolissent la veuë.

On fera un collyre pour deffendre les yeux des nuages, des ulceres & des taches que cette maladie leur cause, en dissoluant dans une once d'eau rose, & autant de chardon benit, un scrupule de

de saffran, & gros comme
un poix d'aloës, cicotrin ou
hepatiq, de laquelle compo-
fition on inftillera tiedement
quelques gouttes dans les
yeux, & fur les paupieres,
plufieurs fois le jour ; ce que
l'on continuëra jufques à ce
que les puftules de la verole
foient entierement forties au
dehors; Ou

Vous ferez la mefme cho-
fe avec le collyre compofé
d'eau de plantain, de rofes,
& le faffran, ou à leur d'effaut
de fang de pigeon tout
chaud, c'eft à dire nouvellement tiré de fon aîle & appliqué avant fa coagulation;
Ou

Prenez un blanc d'œuf &
l'agitez avec de l'eau rofe, &

l'appliquez comme on a dit;
Ou

Prenez de l'eau rose deux onces, de l'eau d'eufraise une once, trochisques blancs de rhasis, une dragme tutie préparée, un scrupule, camfre six grains, saffran oriental quatre grains, faites du tout un collyre pour en instiller souvent dans les yeux & sur les paupières.

Et s'il paroist des taches ou des nuages, en cas que le malade puisse ouvrir les yeux, il faut les nettoyer avec le sucre candy mis en poudre tres-subtile.

Quelques-uns assurent qu'en appliquant des feüilles d'or, tant sur les yeux, que sur le reste du visage, on conserve

la beauté de ces parties , em-
pefchant les puſtules d'y laiſ-
fer aucunes de leurs marques.
Si ce remede eſt fouverain,
comme bien des gens l'aſſu-
rent , il feroit facile à faire,
particulierement à ceux qui
habitent les grandes Villes,
& les belles s'épargneroient
fouvent bien du chagrin , fi
elles avoient la précaution
de s'en munir en cas d'alar-
me.

S'il y a des ulceres qui
paroiſſent aux yeux , il faut
commencer à les deterger
& nettoyer par le collyre
fuivant.

Prenez de la mirrhe ıɉ.
ou vingt grains, aloës hepa-

tiq. huit grains, sucre candy
une dragme, un jaune d'œuf,
& quatre onces de lait de
chévre, faites un collyre.

Et pour cicatriser & con-
solider aprés une suffisante
detersion.

Prenez du plomb brûlé,
trochisques d'album rhasis,
sarcocolle & sucre de saturne
de chacun demy scrupule,
eau de roses & de plantain
de chacun deux onces mêlez
& faites collyre.

*La gorge & la luette
sont souvent si incommo-
dées, qu'il semble au ma-
lade (par la difficulté qu'il
trouve à la deglutition,
qu'il est prest à suffoquer;*

On previendra, ou l'on adoucira cét accident, en appliquant autour de la gorge des
linges trempez dans les col-
lyres susdits, & l'on gargari-
sera avec une décoction d'orge plantain, roses rouges
balaustes & grains de sumach,
à laquelle on adjoustera le
syrop de meures ou de grenades autant qu'il en faut.

A l'égard des enfans ; ils
avalleront les mesmes syrops
seuls ou mêlez avec l'eau rose ou de plantain.

On peut encore utilément
deffendre les narines des attaques de la matiere, en in-
troduisant une espece de tente canullée, imbuë des col-
lyres mentionnés, où l'on
frottera leur partie interieu-

re des mesmes remedes, par
le moyen d'un petit linge fin
ou d'une plume.

*Et parce que les grains
de la petite verole ulcerent
& marquent par leurs ca-
vités & cicatrices le visage, qu'elles en effacent l'or-
nement & la beauté ; Ce
qui arrive encore par l'im-
patience du malade, qui ar-
rache les croûtes sans atten-
dre qu'elles tombent, ou enfin parce que la matiere se-
journant trop-temps y fait
des cavités ; je proposeray
en faveur des belles deux ou
trois remedes qu'elles trouveront infaillibles pour con-
server ce precieux thresor.*

ou du moins elles auront la
satisfaction de s'exempter
des cicatrices , des cavités
profondes & de la difformité.

Il faut donc , quand les
pustules seront bien sorties,
& qu'elles commencent à
suppurer , pour éviter ces
accidens , frotter le visage du
malade avec l'onguent suivant.

Prenez du vieux lard , met-
tez-le au bout d'un baston,
& l'allumez , ou sur une pelle
à feu toute rouge ; faites-le
dégouter dans un bassin plein
d'eau fraîche , aprés qu'il sera congelé ramassez-le, & le
relavez dans d'autre eau froi-
de plusieurs fois , en changeant d'eau souvent ; ensui-

te lavez-le dans l'eau rose &
l'eau de plantain ; l'ayant retiré, meslez-y un peu de blanc
de plomb, & de cér onguent
frottez-en tout le visage du
malade, en y appliquant un
espece de masque de linge
fin pardessus; il fait suppurer,
appaise la demangeaison, les
croûtes & les galles, & enfin
le visage d'estre marqué; Ou

Faites fondre du lard frais
dans un plat de terre vernissé
sur un petit feu ; prenez-en
trois onces du plus net, agi-
tez-le long-temps avec autant d'eau rose & de plantain,
& sur la fin adjoustez une
once de sang de pigeon, & un
jaune d'œuf, reduisez le tout
en une substance uniforme,
& en appliquez deux fois le
jour

jour tiedement avec une plume sur tout le visage , obser-
vant toutefois de n'appliquer
ces sortes de remedes , qu'a-
prés le neuf ou le dixiéme
jour , lors que les pustules
sont parfaitement sorties.

Et aprés que les croutes fe-
ront tombées ; Servez-vous de
la pomade suivante , qui outre qu'elle rend les cavités
des pustules égales à la peau,
elle est encore excellente
pour empescher les rides du
visage , la vergeture du sein
& la difformité que l'enfante-
ment apporte à de certaines
parties.

Prenez quarante ou cin-
quante pieds de mouton 2.
ou trois jours devant la plei-
ne Lune ; concassez & faites

R

boüillir en suffisante quantité d'eau; ramaflez avec une
cuillier ce qui n'agera deflus;
ajoûtez-y de la nature de ba-
leine deux ou trois dragmes,
graifle fraiche de pourceau,
& beure frais fans fel , de
chacun deux onces ; faites
fondre le tout dans un pot
vernifle , & laiffez refroidir,
aprés l'avoir bien incorporé;
lavez dans l'eau rofe jufqu'à
parfaite blancheur , & gardez
dans un vaiffeau de verre
pour vous en fervir au befoin.

Il feroit à fouhaitter que
celles qui s'en voudront fervir pour les ufages que nous
avons dit , appliquaflent fur
leur vifage , ou fur les parties
qu'elles voudroient empef-

cher de rider, une ou plusieurs morceaux de peau d'oc-
cagne preparée côme je fais ;
mais comme il est bon de
reserver quelque chose pour
soy ; elles me dispenseront,
s'il leur plaist, de leur en
donner le secret.

Si pendant la maladie l'on
ressent de la douleur & de la
demangeaison aux pieds &
aux mains, on n'oubliera pas
de les fomenter d'eau chaude, ou d'une décoction ra-
mollissante, afin d'attendrir la
peau de ces parties, & faci-
liter la sortie des matieres qui
sont audessous.

On dit que le sang de liévre tout chaud, appliqué
souvent sur le visage, reme-
die aux vices du cuir, & qu'il

en remplit les cavités ; de même en est-il de l'eau distillée des pieds de veau meslez avec l'eau rose & le jus de limons.

Voila ce que l'on avoit de remedes à ajoûter à ce Traité, dont on a fait heureusement quantité d'experiences; ce qui a obligé de les communiquer pour ne pas priver le public des avantages qu'il en peut tirer, dans le temps que cette maladie l'insulte avec rigueur, sans choix & sans discernement.

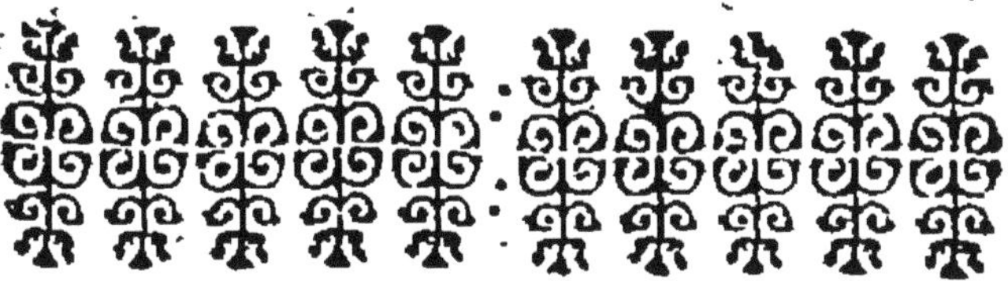

TRAITTE'

DE LA

FORMATION

DE LA PIERRE

*Dans les Reins & dans
la Veſſie.*

LES Reins & la Veſſie
ſouffrent differentes
maladies ; mais la plus
fâcheuſe & la plus cruelle de
toutes, c'eſt la pierre qui ſe
forme dans ces parties-là, &

c'est dont j'ay dessein de parler. S'il me falloit traitter
cette matiere à fond, j'aurois
lieu d'en faire un juste volu-
me ; mais le peu de temps
que l'on me donne, ne me
permet pas de m'estendre sur
un sujet où il y a tant de
belles choses à dire ; Je tâ-
cheray toutefois dans ce ra-
courcy de ne rien oublier de
ce qu'il y a de plus utile & de
plus necessaire pour la connoissance, le jugement & la
guerison parfaite de cette maladie. Je divise ce Traité en
deux Sections ; La premiere
fera de la Formation de la
pierre dans les reins ; & l'autre de la Formation de la
pierre dans la Vessie ; dans
l'une & l'autre, aprés en avoir

donné toutes les marques,
j'expliqueray clairement &
succinctement leurs causes,
leurs differences, leurs symptomes & leurs remedes.

SECTION PREMIERE.

De la Formation de la pierre dans les reins.

CHAPITRE PREMIER.

La connoissance de la maladie.

ARTICLE PREMIER.

AVant que d'expliquer
comment la pierre se

forme dans les reins ; il est
ce me semble à propos de
montrer les differences de
cette maladie d'avec la collique ; & ensuite d'en rapporter toutes les marques pour
la bien connoistre. Il y a tant
de rapport de la douleur de
la pierre & de celle de la collique ; que Galien le plus
profond des Medecins de
l'antiquité s'y est trompé luy-
mesme ; Il l'avouë dans un de
de ces Livres, a où il decla-
re, qu'estant travaillé de la
collique, il crût que c'estoit
une pierre attachée dans lu-
retere, qui luy causoit de si
violentes douleurs ; mais il
fut desabusé, quand l'humeur

a *L. 2. de loc. aff.*

qui faisoit son mal, estant
vuidée par le bas ventre, la
douleur cessa ; ce qui luy fit
connoistre alors que c'estoit
la collique, & non pas la
pierre, dont il avoit esté tourmenté ; voicy donc comment
on doit distinguer ces 2. maladies.

II.

Leurs differences dependent
de leurs symptomes, de leurs
excremens , & des choses
qu'on applique ou que l'on
prend. La douleur de la pierre est fixe & arrestée dans le
rein , & elle s'estend jusqu'au
testicule selon la grandeur de
l'uretere ; mais la douleur de
la collique est vague & erra-

tique ; la collique monte à
cause de la situation du boyau-
colon , & la pierre descend à
cause de la continuité des
ureteres ; la collique occupe
presque tout le bas ventre , &
le serre comme une ceinture,
mais la pierre tient fort peu
de place ; la collique tourmente plus la region du bas
ventre , & du nombril , & la
pierre afflige plus la region
des lombes que l'on appelle
vulgairement les reins ; la
douleur de la collique augmente aprés le repas , à cause
de la compression de l'inte-
stin ; ce qui arrive quand
l'estomach est remply ; au
contraire la douleur de la
pierre , bien loin d'augmenter
aprés le repas , elle diminuë

plûtoft, parce qu'il eft porté
quelque chofe de l'humeur
alimentaire aux reins qui ap-
paife quelque peu cette douleur ; la douleur des reins eft
cruelle au commencement, &
celle de la collique afflige
fans relâche ; dans la collique
le vomiffement eft plus violent, & le ventre eft plus re-
ferré, parce que le boyau-
colon eft attaché au fond de
l'eftomach ; de forte que les
boyaux eftans eftendus ou
grandement irritez fe reffer-
rent pour chaffer l'ennemy
dehors ; toutefois l'un & l'autre fymptome eft commun à
l'une & l'autre maladie ; ce
qui fait que leur intenfion &
leur remiffion en rendent la
connoiffance difficile, parce

qu'une douleur plus intenſe
de la pierre peut cauſer un
plus grand vomiſſement & un
plus grand reſſerrement de
ventre qu'une douleur remiſe
de la collique; le ſoulagement
que reçoit le malade par les
dejections & par le vomiſſement eſt plus grand dans la
collique que dans la pierre;
dans la douleur de la pierre
l'urine eſt premierement claire & deliée; il va quelque
choſe au fond, & enfin le malade jette du ſable ou de petites pierres; mais dans la collique les urines au commencement ſont groſſieres.

III.

Outre ces differences de la

collique & de la pierre, il
faut encore remarquer les
differences de la douleur causée par la pierre des reins, &
de celle de la pierre dans la
veſſie. La veſſie eſt ſituée en
l'hypogaſtre & les reins aux
lombes ; la pierre s'engendre
en la veſſie ſans douleur à
cauſe de ſa capacité, mais aux
reins elle s'engendre avec
douleur, parce qu'ils ſont petits & étroits ; l'urine eſt toûjours arreſtée en la pierre de
la veſſie, mais elle ne l'eſt
pas en celle des reins, parce
qu'il y en a 2. dans la pierre
de la veſſie, l'urine coule goute à goute, & le malade a
toûjours envie d'aller à la
ſelle, ce qui n'arrive pas dans
la pierre des reins ; le ſable

qui coule de la veſſie eſt plus
blanc : mais celuy qui coule
des reins eſt plus rouge : la
pierre de la veſſie eſt plus
dure , & celle des reins eſt
plus tendre. Remarques que
la dureté & la couleur du ſable ſe doivent rapporter à la
force de la chaleur & à la diſpoſition de la matiere : c'eſt
pourquoy le ſable peut eſtre
blanc, jaune, noir, ſelon que
la chaleur a plus ou moins de
force , & ſelon la nature de
l'humeur dont il eſt fait : car
ſi c'eſt de pituite , il ſera gris
& de couleur de cendre : &
ſi c'eſt de ſang il ſera rouge.

I V.

Toutes ces differences ainſi expliquées , il faut rapporter toutes les marques de la pierre dans les reins. La premiere marque eſt une douleur fixe & ſtable autour des lombes, qui pour l'ordinaire eſt peſante , ſans que toutefois il paroiſſe aucune tumeur au dehors , tandis que la pierre eſt arreſtée dans les reins , mais elle eſt poignante & cruelle, lors qu'eſtant ébranlée des reins, elle ſe prepare un paſ-ſage par l'ureraire qui eſt étroit & grandement ſenſible: ſur tout ſi cette pierre eſt groſſe , inégale & raboteuſe, cette douleur renouvelle &

augmente toutes les fois que
les reins font comprimez, ou
par des ventofités, ou par des
excremens retenus dans le
ventre, ou quand le malade
fe couche fur le cofté oppo-
fite, ou quand il plie lefpine
du dos, ou quand il fait quelque exercice violent. La feconde eft l'urine, qui au
commencement eft claire,
cruë & en petite quantité,
figne d'obftruction : enfuite
elle devient groffiere, épaiffe
& en abondance, à raifon
que toutes les humeurs groffieres fe déchargent : fouvent elle eft fanguinolente,
& cela arrive lors que les petites veines qui font répanduës dans la fubftance du rein
ou font ouvertes, ou font ron-
gées

gées par l'attrition ou fraye-
ment de la pierre attachée à
ce parenchyme : il sort quelquefois un peu de sang, qui
estant meslé avec l'urine en
perd la couleur, & devient
semblable à de la lessive:
cette marque n'est pas per-
petuelle, car elle peut dépen-
dre d'autres causes, par exemple quand on a beaucoup
marché, quand on a esté à
cheval, quand on a beaucoup
travaillé, ou qu'on a fait quelque violent exercice: car alors
la pierre si elle est rude, ra-
boteuse & en pointe, estant
hors de son siege, elle déchi-
re la chair tendre du rein:
J'oubliois de dire avec Hypp.

a & Galien *b* que si la pierre occupe les 2. reins, l'urine
est souvent arrestée. La troisiéme est l'excretion ou la
sortie frequente des sables,
& des petites pierres ; Quand
il sort des pierres, quoy que
tres-petites, il est aisé de con-
jecturer du mal, mais il n'en
est pas de même des sables,
puisqu'on a veu plusieurs personnes, qui durant toute leur
vie ont vuidé du sable, &
cependant n'ont jamais souf-
fert les douleurs de la pierre,
ces petits sables proviennent
souvent des humeurs brûlées
dans le foye & dans les veines,
& sont bien differentes de

a *L. 6. Epid.*
b. *L. 3. de affect. renum.*

ceux qui viennent des reins;
ceux-là font adherantes aux
bords du pot, & ne demeu-
rent point au fond, comme
ceux qui viennent des reins;
ceux-là eftans broyez avec les
doigts fe diffoudent à la façon du fel ; mais ceux-cy,
quoy que preffez avec les
doigts ne fe peuvent aucune-
ment diffoudre ; ceux-là, dis-
je, contenans en foy une fubftance faline, la diffolution
s'en fait dans l'urine chaude;
& tandis qu'elle eft ainfi, ils
n'y paroiffent pas ; mais auffi-
toft qu'elle eft refroidie, ils
fe figent & demeurent atta-
chez aux bords du pot ; la
nature de ces petits fables eft
à peu prés femblable à celle
du criftal de tartre, qui étant

diſſout en eau chaude ſe fige & ſe congele quand elle eſt refroidie. La quatriéme eſt un engourdiſſement de la cuiſſe du coſté malade ; la cauſe de cét engourdiſſement n'eſt pas comme le penſent quelques Auteurs. *a* La repletion des veines , puiſque dans les phtiſiques qui ont la pierre dans les reins , & dont les veines ſont épuiſées ne laiſſent pas de ſentir cét engourdiſſement ; mais c'eſt ſelon M. du Laurens *b* la compreſsion du muſcle pſoas ſur lequel les 2. reins portent ; car ce muſcle eſt deſtiné pour fléchir la cuiſ-

a Langius en ſes Epiſt. Iacot.
ſur les coag.
b Du Laur. l. 6. qu. 29.

se, & il s'insere en sa partie
anterieure. 2. La compression
du nerf qui s'épand en tous
les muscles de la cuisse ; &
cette compression vient de
la pesanteur & de la dureté
de la pierre ; car lors que la
pierre ne commence qu'à se
former , elle n'apporte point
encore d'engourdissement. La
cinquiéme est la nausée & le
vomissement dont la cause est
la communication & la sym-
patie des reins & de l'estomach , par le moyen de la
membrane qui vient du peritoine , & par le moyen du
nerf de la sixiéme conjugai-
son, dont deux rameaux sont
portés de l'estomach dans la
tunique interieure des reins ;
ces parties sensibles estans

donc irritées dans les reins,
l'estomach qui compatit avec
elles est irrité à l'expulsion de
ce qui luy est nuisible ; ainsi
il rejette premierement de la
bile jaune ; & en aprés si le
mal augmente il en vuide
derugineuse , parce que le
sang est alteré dans les veines
& les douleurs continuelles;
si bien que la portion de ce
sang qui a plus de disposition
est changée en bile erugineu-
se. La sixiéme est le retirement
des testicules du costé où est
la douleur ; car les reins & les
ureteres irrités par l'âpreté de
la douleur se resserrent avec
violence , & pareillement les
vaisseaux spermatiques & les
parties voisines se resserrent
aussi ; ces vaisseaux , dis-je,

retirent de telle forte en haut
le tefticule qui leur eft attaché, qu'il femble quelquefois
eftre fiché dans l'aine, s'il m'eft
permis d'ufer de ce terme, &
ce retirement des parties que
je viens de nommer s'eftend
jufquà la veflie & aux inte-
ftins, d'où vient que dans une
cruelle & violente douleur
l'urine eft fupprimée; en telle
forte qu'alors les remedes qui
purgent n'operent point par
ce refferrement qui s'oppofe
à leur action. La feptiéme &
la plus certaine de toutes les
marques, eft quand le malade jette une pierre alors on
peut dire hardiment, quand
même les autres marques
dont je viens de parler ne pa-
roîtroient pas, que le malade

est travaillé de la pierre.

V.

Outre ces marques qui sont équivoques, & qui ne donnent pas lieu de porter un jugement asluré, on en peut lire d'autres dans Hypp. *A* c'est un signe de la pierre dans les reins, & d'une longue maladie (dit cét Auteur) quand de petites bouteilles nagent dans l'urine. Ces petites bouteilles ne dependent point de l'acrimonie des urines qui ouvrent les orifices des arteres

a Aph: 34. l. 7. Quibus in urinis bullæ subsistunt morbum renalem & longum significant.

res qui entrent dans les reins,
& d'où sort un esprit qui é-
tât meslé avec l'urine produit
ces bouteilles, comme le pense Galien ; a car les anasto-
moses des arteres estant ouvertes par l'acrimonie de l'u-
rine, le sang ne manqueroit
pas de couler : & il n'est pas
croyable qu'il puisse sortir des
arteres un esprit assez épais
pour demeurer long-temps
dans l'urine qui seroit même
refroidie : comme il est constant que ces petites bouteilles nagent dedans plusieurs
heures, il est plus veritable

a *Gal. au Com. Aph. 76. f. 4.*
quibuscumque cum urina crassa
caruncula parua ac veluti ca-
pilli exeunt é renibus excernun-
tur.

qu'elles font engendrées d'humeurs groffieres , remplies
de ventofitez épaiffes qui s'a-
maffent dans les reins, ou qui
y font portées d'ailleurs, &
ces humeurs-là font propres
à engendrer la pierre: & comme elles ne peuvent eftre
dôptées que par un tres-long-
temps, on ne doit pas s'eston-
ner fi elles rendent les maladies longues. Les petites caruncules & filamens femblables à de petits cheveux qui
fortent avec une urine groffiere proviennent des reins
felon le même Hypp. Ces
caruncules font pour l'ordinaire tres-minces, mais quelquefois elles font beaucoup
épaiffes : d'où vient que
n'ayans pas la liberté de leurs

paſſages par les uretaires, elles cauſent la douleur de la
pierre. Galien *a* avoüe qu'il
ignore la cauſe de ces filamens ou petits cheveux, quoy
qu'ailleurs *b* il en rapporte la
cauſe à une pituite lente &
cruë, ramaſſée en rond par
une chaleur intenſe des reins.
Avicenne dit que ces filamens
prennent leur longueur dans
les vaiſſeaux des reins ; car
puiſque les malades avoüent
qu'ils ſouffrent du mal dans
les reins, & qu'ils ſont ſoula-
gez par les remedes diuretiques ; il y a apparence que la
figure de ces filamens ſe forme dans les reins. Actuarius

a *Au L. 6. des lieux affectez.*
b *Au Com. ſur l'Aph. 76. ſ. 4.*

les rapporte aux uretaires;
car la pituite abondante dans
le creux des reins coule avec
l'urine dans les uretaires; cette pituite s'attachant par sa
lenteur à ces uretaires, & s'y
épaississant par la chaleur, elle acquiert une figure longue
& ronde semblable aux cheveux ; Fernel a observé que
les filamens sont derivez des
vaisseaux parastates où elles
acquerrent ; cette figure ronde comme est celle des cheveux ; il pretend que la matiere de la semence qui cou-
lant peu à peu par la maladie
s'épaissit par la chaleur en est
la cause ; ce qui paroist évi-
demment en ceux qui ont
nouvellement eu une chaude-
pisse virulente & ulcerée, dans

les femmes dont les men-
ſtruës ſont blanches, & dont
la matrice regorge d'ordures
corrompuës, & tres-ſouvent
dans l'urine qui coule aprés
l'acte venerien. D'autres enfin eſtiment que ces humeurs
groſſieres, lentes & épaiſſes,
d'où proviennent ces filamens, ont leur premiere origine dans les veines, mais elles ont leur conſiſtance & leur
figure dans les conduits étroits
des reins par leſquels elles
paſſent, comme par les trous
d'un crible, & elles deſcen-
dent enſuite dans les ureteres
dans leſquels elles ſe deſſe-
chent encore davantage, juſqu'à ce qu'elles ſoient pouſſées
dans la veſſie; quoy qu'il en
ſoit, puiſqu'il eſt certain dans

le sentiment de tous les Auteurs, que ces filamens proviennent d'une pituite grossiere engendrée dans les reins, ou qu'ils reçoivent des autres parties ; il est constant qu'elle peut estre assemblée en pierre ; si la cause efficiente propre à les engendrer y concourt ; & par consequent ces filamens peuvent estre un signe, quoy qu'équivoque de la pierre dans les reins.

VI.

Quand on est en quelque maniere asuré de cette maladie par toutes les marques que je viens de donner, il en faut exactement rechercher les causes. Les Anciens avec

Galien ont penſé que la cauſe materielle de la pierre dans
les reins, eſtoit une matiere
pituiteuſe, lente, groſſiere,
viſqueuſe, propre à la con-
cretion ou endurciſſement, &
pour parler avec les moder-
nes une matiere bourbeuſe, li-
moneuſe & tartreuſe qui coule avec le ſang & ſa ſeroſité
aux reins, & que la cauſe efficiente eſtoit la chaleur exceſſive des reins qui brûloit, deſ-
ſechoit & endurciſſoit cette
matiere & la changeoit en
pierre ; mais ſi l'on fait refle-
xion que dans les rivieres &
dans les fontaines où il n'y a
aucune chaleur, il s'engendre
des pierres ; que dans les ca-
vernes les plus froides on a
trouvé des pierres de diver-

ses figures, formées par une eau condensée; que les vieillards sont plus sujets à la pierre que les jeunes, quoy qu'ils soient beaucoup plus froids, on ne demeurera pas d'accord de cette opinion des Anciens, il en faut donc trouver d'autres causes. Pour moy j'estime qu'il faut considerer la generation de la pierre dans les reins, comme on considere celles des pierres dans le grand monde dont l'homme est l'abregé. Les histoires nous apprennent que les eaux de quelques fontaines ont esté changées en pierres & en rochers, que les bois, les racines & les animaux que l'on jettoit dedans estoient en peu de jours couverts d'une croû-

té pierreuse ; que dans les ca-
vernes de quelques monta-
gnes les liqueurs se chan-
geoient en colomnes : le tartre que l'on voit adhérant aux
parois des tonneaux, n'est autre chose qu'une petite portion de vin qui s'est endurcie ;
les urines les plus claires étans
refroidies s'épaississent en une
substance pierreuse & s'atta-
chent aux bords du pot. Toutes ces observations font assez connoistre que cette production des pierres dans le
grand monde, dans le vin &
dans les urines mesmes des
sains, n'est autre chose qu'une
disposition particuliere de la
matiere pour estre convertie
en pierres. Ainsi dans la generation de la pierre dans les

reins, la cause materielle est
un suc petrifiant, c'est à dire
une certaine humeur doüée
d'une vertu naturelle & particuliere pour estre convertie
en pierre ; cette aptitude,
proprieté ou disposition particuliere de cette matiere provient des sels mêlez avec quelque portion de terre ; car les
sels se concréent & durcissent
facilement s'ils sont joints
avec une matiere terrestre &
bourbeuse , avec laquelle ils
ont du rapport ; ainsi le vin
estant mêlé avec quelque portion de matiere feculente se
durcit en pierre autour du
tonneau : car le tartre estant
calciné se tourne presque tout
en sel : ainsi les urines qui
contiennent beaucoup de sels,

ſi elles reçoivent le mêlange
de quelque matiere limoneu-
ſe , elles s'épaiſiſſent en une
matiere pierreuſe qui s'atta-
che aux bords du pot, & cette
matiere ſaline qui ſe mêle a-
vec les urines provient des
alimens & des liqueurs qui
abondent en ſels , qui dans
un corps bien ſain ſont jettez
dehors , & ne ſont point retenus dans les reins. Ce ſuc petrifiant , ou cette diſpoſition
de matiere n'eſt pas ſuffiſante
de ſoy pour former la pierre
dans les reins , il faut qu'elle
ſoit aydée par une cauſe efficiente , qui n'eſt autre choſe
qu'un eſprit ſulphureux qui ſe
trouvant dans les urines fixe,
leurs eſprits dans les reins,
de meſme que l'eſprit de vin

le fait dans les vaisseaux des
Chimistes. Il est aisé de prouver par quantité d'exemples
que cét esprit sulphureux est
cause de la generation des
pierres, puisqu'il s'est veu
des hommes, des bestes & autres choses changées en pierres & en roches, par le moyen
d'un certain esprit qui expi-
rois de la terre.

VII.

Outre ces causes plusieurs
choses contribüent à la generation de la pierre; l'estomach
qui ne cuisant pas bien les
viandes, fournit un chyle
crud : 2. Le foye qui estant
trop chaud rôtit le suc dont
se fait le chyle & le rend

propre à la formation de la
pierre. 3. La rate, ou qui ê-
tant foible, ou souffrant quelque intemperie, ou obstru-
ction ne purge pas suffisamment la partie épaisse du sang,
en pousse aux reins une portion qui est plus facilement
disposée à la production de la
matiere pierreuse. 4. Les reins,
qui outre leurs disposition
naturelle estans trop chauds,
attirent puissamment cette
matiere pierreuse, & la dessé-
chent davantage, estans mal
formez ; par exemple, si les
veines émulgentes sont trop
lâches, en sorte que cette matiere tartareuse est receuë plus
facilement dans les reins, si
les uretaires & les vaisseaux
qui leurs portent cette ma-

tiere sont trop épais ; cette matiere épaisse n'ayant pas son passage libre , est retenuë dans les reins.

VIII.

Il faut encore adjoûter les alimens grossiers , gluants & pleins de sels excrementeux, comme les chairs de bœuf, de porc , de liévre , d'oye , les chairs fumées & salées , les poissons durs & salez, les anguilles , les coquillages , les legumes , le fromage dur , le laitage , les œufs durs , les chastaignes , les poires , les coins, les nesles, le pain mal pêtry , le ris , le vin grossier, rude & noir , ou le nouveau, & qui n'est pas encore éclair-

cy , les eaux marécageuses,
les alimens trop chauds, comme le poivre, le gingembre,
les aux, les oignons , le vin
vieil & fort qui échauffent ex-
cessivement le foye & les
reins , les vestemens trop
lourds, les lits de plume, l'excés dans la compagnie des
femmes ennemy des reins, le
bain, l'exercice violent , sur
tout aprés avoir mangé , la
trop grande repletion ou la
longue faim , la colere & les
autres violentes passions de
l'ame qui fournissent de matiere à la generation de la
pierre dans les reins.

CHAPITRE II.

du Iugement de la maladie.

ARTICLE PREMIER.

LES pierres ne s'engen-drent pas seulement dans les reins & dans la vessie ; il s'en forme dans toutes les parties de nostre corps. Un fameux Chirurgien & Lithoto-miste a ayant ouvert une grosse loupe sur l'omoplate, trouva 5. pierres chacune de la grosseur d'une noisette. Le mesme en a tiré trois chacu-ne

a *M. Pellerin Chirurgien au Val de Grace.*

ne de la grosseur & de longueur d'un poulce, envelopez
d'un kiste, d'un abscez au scro-
tum ; enfin il en a tiré une de
la bouche d'un homme en qui
elle s'estoit engendrée sur une
des Amigdales. Il s'en engendre dans la vessicule du fiel, de
ce que selon M. Riolan *a* sa
cavité & ses conduits sont
bouchez. Il y a prés de 7. ans
qu'à l'ouverture d'un corps
qui se fit en ma presence, on
m'en fit voir 5. dont 2. estoient
tres-dures, & les 3. autres friables.

II.

Les vieillards sont plus su-

a *Riol. Manuel. anat. l. 2. ch.*
26.

V

jets à la pierre des reins que
les autres, parce que cette
matiere épaisse y sejourne
plus long-temps, à cause de
la foiblesse & du resserrement
de la partie. Elles s'engen-
drent plûtost en hyver & en
automne que dans les autres
saisons, parce qu'il se fait un
plus grand amas d'humeurs
cruës, & que le froid resserre
davantage.

III.

La pierre des reins est tres-
dangereuse. L'inflammation,
l'écorcheure, les douleurs cruelles, les insomnies fatigan-
tes, l'abbattement des forces,
la fiévre, la suppression d'u-
rine & autres symptomes tres-

facheux qu'elle cause, en rendent de funestes témoignages.

IV.

La pierre dans les reins se guerit rarement, ou pour mieux dire jamais dans les vieillards, aussi bien que dans ceux qui l'ont herité de leurs parens ; elle est encore inguerissable quand elle est jointe avec l'ulcere des reins, car les remedes qui rompent la pierre renouvellent l'ulcere.

V.

Si la douleur de la pierre dure plusieurs jours, & qu'elle ne puisse estre guerie par

aucuns remedes, le malade
est en danger de mourir, &
il est proche de sa fin, quand
les extrémitez deviennent
froides, & qu'une sueur froi-
de coule sur son visage. Mais
les urines qui estans premierement claires, paroissent ensuite épaisses, & le sable qui
demeure au fond du vaisseau
sont au contraire des signes
de guerison.

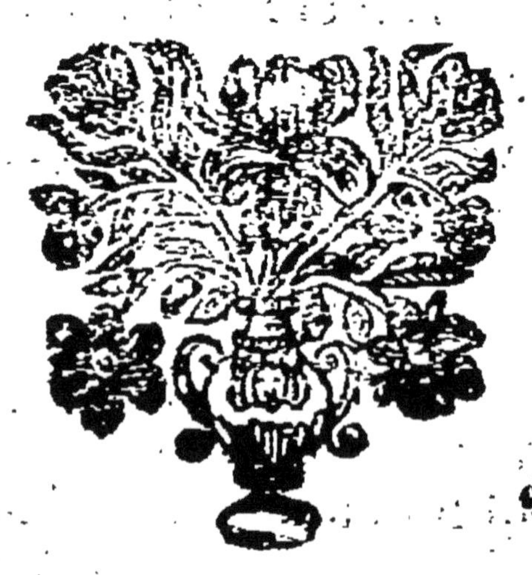

CHAPITRE III.

De la guerison de la maladie.

ARTICLE PREMIRR.

LA guerison de la pierre qui est formée dans les reins, ou qui est attachée aux uretaires dépend principalement de 4. indications. 1. Il faut ouvrir, dilater & relâcher les conduits. 2. Il faut tirer dehors la pierre ou la matiere qui fait la douleur. 3. Il faut faire revulsion de la cause antecedente; & en quatriéme lieu, il faut donner

quelque adoucissement au
mal, pour satisfaire à toutes
ces indications, on employe-
ra les remedes generaux, la
saignée & la purgation, & les
specifiques, c'est à dire ceux
qui ont une vertu particuliere
pour la guerison de cette maladie.

II.

S'il y a de la plenitude
dans les vaisseaux qui augmente la tension, si le malade souffre une douleur insup-
portable, si cette violente
douleur donne lieu de craindre l'inflammation & la fiévre,
ou si le malade en est déja
travaillé, il faut ouvrir la
veine au bras qui répond di-

rectement au rein offencé.
Aéce *a* veut qu'on en tire en
petite quantité, à caufe de la
longueur de la maladie; mais
la grandeur de la maladie , la
plenitude, l'âge, les forces du
malade & la prudence du Medecin en doivent eftre la
regle. A prés la faignée du bras
on en viendra à celle du pied
du cofté malade , felon l'avis
d'Hypp. *b* Comme cette faignée peut beaucoup détourner , les malades en font fouvent beaucoup foulagez ; &
comme c'eft un bon figne, felon le mefme Hypocrate, *c*

a *Chap. 5. ferm. 3. tetrab. 3.*
b *L. 6. des Epidem.*
c *Aph. 11. fect. 6. Nephriticis
hemorroïdés fupervenientes bo-
num.*

quand les hemorroïdes sur-
viennent aux douleurs de la
pierre, l'ouverture des hemorroïdes sera tres utile , si la
maladie augmente ; car du
mesme rameau splenique les
veines sont répanduës dans
les reins , dans la vessie & aux
hemorroïdes.

III.

Et parce qu'il y a souvent
une fonte d'humeurs qui ac-
compagne cette maladie, a-
prés quelque lavements dont
je parleray cy-aprés, souvent
resterez, tandis que la douleur
persevere , on purgera legerement le malade par une once de casse fraichement tirée
avec l'huile d'amádes douces,

trois gros de diaphœnic & un
gros de rubarbe en poudre,
le tout mêlé avec un peu de
reglisse en poudre pour en
former un bol ; ou bien on le
preparera avec un gros de sené, six grins de scamonée
preparée, boüillis avec une
décoction de reglisse, mêlant
le tout avec le jus de pru-
neaux ; si le malade ne peut
pas avaller un bol, on delayera ces remedes dans une
décoction de mauves. Le bol
est bien plus favorable que la
Potion, parce que le malade
ayant toûjours envie de dormir, il ne le fera pas si-tost.
Il faut sur tout bien prendre
garde de ne donner aucun
medicament purgatif que les
douleurs ne soient beaucoup

X

remises; car le remede le plus fort, lors que la douleur presse , bien souvent ne purge pas , parce qu'alors toutes les parties se resserrent, & ne favorisent point l'action du remede.

IV.

Les remedes qui purgent par le vomissement ne seront pas infructueux en ce temps-là , puisqu'ils tirent beaucoup d'ordures, & qu'ils font revulsion de la partie affectée ; la nature dans les plus pressantes douleurs nous en montre souvent le chemin , & s'en trouve beaucoup soulagée ; il la faut donc ayder dans son mouvement. On pourra pur-

parer un vomitif avec une once d'huile, une once & demy
de syrop aceteux meslez dans
un verre d'eau tiede; ou s'il est
besoin d'en user de plus forts,
on meslera 7. à 8. grains de
tartre emetique dans un jaune d'œuf, ou dans la moelle
d'une pomme cuite, ou selon
l'experience d'Angelus Sala,
on aura recours au Mercure
de vie ou au sel de vitriol.

V.

Les clysteres ou lavemens
doivent estre jettez pendant
tout le cours de la maladie;
& c'est par eux qu'on doit
commencer. Comme ils dé-
chargent promptement les
intestins & les reins de leurs

ordures, ils adouciſſent plûtoſt la douleur ; mais il faut
bien prendre garde qu'ils ne
ſoient point trop forts, de
crainte qu'ils n'attirent d'ailleurs beaucoup d'humeurs aux
inteſtins, & que les uretaires
n'en ſoient preſſez & tourmentez ; il ne faut pas auſſi
les donner en trop grande
quantité, de peur que les
reins n'en ſoient chargez;
c'eſt donc ainſi qu'il faut proceder en leurs uſages. Dés le
commencement de la mala-
die, auparavant qu'on penſe
à la ſaignée, on en donnera
fait avec les racines de guymauves & de lis, les feüilles
de mauves, de violiers, de
parietaire, de ſemences de
lin, de figues graſſes, de fleurs

de camomille & de melilot,
adjoûtant dans la décoction
passée la casse & le catholicon, l'huile de lis & de violettes, ou l'huile de lin. A-
prés la saignée, tant du bras,
que du pied, on en jettera un
autre préparé avec les fleurs
de camomille & de melilot,
les sommitez d'aneth & de rue,
la semence de lin & de fenoüil avec le diaphœnic la
therebentine de Venise de-
layée dans un jaune d'œuf,
l'huile d'aneth & de scorpions,
& pour adoucir davantage,
aprés un lavement laxatif, on
en donnera un avec les huiles
d'aneth, de camomille, d'a-
mandes douces & de rue.

V I.

Les fomentations , les lini-
mens. & les cataplâmes ac-
compagneront les clyſteres.
Les fomentations ſe feront a-
vec une décoction de mau-
ves , guymauves , parietaire,
betoine, fenoüil, argentine â-
che , boüillon blanc , feüilles
de raves , ſemences de lin,
bayes de genevre , fleurs de
camomille & de melilot cuits
en eau ; adjouſtans ſur la fin
la 4. ou 6. partie de vin blanc.
Aprés la fomentation on oindra la partie douloureuſe a-
vec beurre frais, la graiſſe de
poule, les huiles de lis & d'a-
mandes douces , & celle de
ſcorpions compoſée ; ou bien

on preparera un cataplâme preparé avec la parietaire, les œufs, l'huile d'amandes ameres, de camomille & de scorpions, le tout frit dans la poële.

VII.

Devant & aprés la purgation on fera prendre par la bouche les remedes qui ouvrent les conduits & soulagent la douleur ; ainsi le boire du malade sera une décoction de semence de lin, de racines de guymauves, d'orge & de reglisse. Les boüillons de mauves, de guymauves & de chiches rouges avec beaucoup de beurre & un peu de sel seront en usage. Aussi

bien que les émulsions avec
les 4. semences froides, grandes , y meslant le syrop de
guymauves, l'huile d'amandes
douces mêlée avec le vin
blanc ou l'eau de parietaire,
adjouſtant un peu de ſucre
candy , & le ſyrop d'alhea
de Fernel ſont recommanda-
bles.

VIII.

Si aprés tant de remedes,
le mal, bien loin de diminuer,
augmenté , on fera entrer le
malade dans un demy bain,
dans lequel on jettera une
décoction d'herbes remollien-
tes , adjouſtant un peu de vin
blanc. Le malade en recevra
du plaiſir , pourveu qu'il y

reſte un temps raiſonnable;
Il faut obſerver toutefois de
ne luy pas faire entrer trop
ſouvent ; car ſes forces s'é-
puiſeroient par un trop long
uſage , & ſi la violence de la
douleur épuiſe les forces du
malade, & qu'elle ne luy donne point de repos , il eſt de
neceſſité de recourir aux nar-
còtiques, tels que ſont le phy-
lonium romanum , dont on
meſlera 2. dragmes dans un
lavement , ou 5. à 6. grains
de laudanum , on en pourra
faire prendre 3. ou 4. grains
par la bouche , où meſler une
once de ſyrop de pavot dans
une décoction de mauves, de
guymauues , & des 4. ſemences froides grandes.

IX.

La douleur de la pierre eſt
ſouvent guerie par ces remedes. Si on a ſoin de deux ou
trois jours l'un de faire prendre la moëlle d'une once de
caſſe en bol au malade; mais
ſi aprés ces remedes la douleur tourmente de plus en
plus, c'eſt une marque aſſu-
rée qu'il y a de grandes pierres qui font obſtruction aux
reins & aux uretaires qui ne
peuvent eſtre chaſſées que par
les diuretiques, c'eſt à dire
par les remedes qui rompent
la pierre, mais on ne les
peut pas employer que le
corps n'ait eſté auparavant
bien purgé, de crainte que

par la subtilité des diuretiques une nouvelle matiere ne
soit portée aux reins ; c'est
donc à peu prés de cette maniere qu'on purgera, on prendra de la casse mondée six
dragmes , du diaphœnic 4.
scrupules , de la benedicte la-
xative une dragme avec le sucre candy ; on formera un
bol , ou bien on fera une potion avec demy once de catholicon double, 2. dragmes
de diaphœnic, & autant de
diacartame dans une déco-
ction de chiches rouges, & de
guymauves. Pour les corps
delicats on se contentera d'u-
ne teinture de sené & de rubarbe dans une décoction a-
peritive , mêlant le syrop vio-
lat.Quelques uns ordonnét les

pilules d'hiere, de rubarbe &
dagaric malaxés avec loxim-
el, quand il fait froid ; mais
comme il est à craindre qu'elles n'échauffent & ne dessechent beaucoup, & par consequent qu'elles n'endurcis-
sent davantage la pierre, Galien *a* ne les approuve pas.

X.

Aprés que le corps aura
suffisamment esté purgé, il
sera temps de se servir de
diuretiques ; mais pour en
faire un bon usage, il est bon
icy de faire quelques remarques ; il faut bien considerer

a *Gal. chap.* 11. *l.* 16. *de la*
consf: de la santé.

l'habitude , le temperament
& la façon de vivre du malade ; car si les diuretiques sont
propres aux personnes grasses,
pituiteuses , & qui font trop
bonne chere , ils sont nuisibles à celles qui font extré-
mement maigres, seches, bilieuses , & qui vivent sobre-
ment. 2. Il faut au commencement employer les plus
temperés auparavant que d'en
venir aux plus acres qui pourroient enflammer le fang &
les reins. 3. Il faut mesler a-
vec les diuretiques les remol-
liens pour dilater & corriger leur secheresse , selon le
conseil d'Hypocrate. a 4. Il
ne se faut pas contenter de

a *Hyp. l. 6. des Epidem.*

donner une ou deux fois ces
remedes ; il les faut continuer plusieurs jours , jusqu'à
ce que les passages soient dé-
bouchez , & pendant leurs
usages continuer les fomentations , & mesme le bain ; il
faut que le malade boive de
bon vin blanc , & qu'il use
de remedes qui amollissent,
qui lâchent , & qui adou-
cissent , afin d'ouvrir davantage les conduits, & de temperer l'acrimonie des autres
remedes ; V. l'art. 7. On trouve une infinité de diuretiques chez les Auteurs , mais
je ne rapporteray que les plus
éprouvez. Le syrop violat
meslé dans l'eau de saxifrage,
adjoustant 15. ou 20. gouttes
d'esprit de vitriol ; 2. onces

de jus de limons , pareille
quantité de vin blanc , avec
demy dragme de fucre can-
dy. La coque d'un œuf éclos
pilée & prife dans du vin. L'é-
corce de feves pulverifée &
trempée dans du vin blanc,
filtrée & beuë à jeun , la dofe
eft de 2. dragmes , une dragme de fel de virga aurea trempé en vin blanc , le fang de
bouc preparé depuis demy
dragme jufqu'à une , eft un
remede excellent & recom-
mandé des Anciens & des Mo-
dernes. L'urine de bouc eft un
remede furprenant, fi nous en
croyons Hartmanus , il faut,
dit cét Auteur , la tirer nouvellement avec la veffie , le
bouc eftant encore vivant, &
il faut à mefme temps appli-

quer la coëffe de l'animal fur
le ventre & fur le perinée, la
pierre fe confomme infenfi-
blement fans blefler les vaif-
feaux. L'infufion de cloportes preparée en vin blanc, &
long-temps continuée produit
de bons effets. Le vin dalkekenge qui fe fait en broyant
les fruits avec le vin blanc,
tire puiffamment dehors la
matiere pierreufe, l'huile de
fcorpions de mathiole pris par
la bouche au poids d'une dragme dans les eaux de chiendent & de parietaire, ou dans
du vin blanc, avance beaucoup la fortie de la pierre.
Le fel de gouffes de feves à
la quantité de demy dragme
dans du vin blanc, le tartre
vitriolé en la mefme quantité,

les esprits de sel, de nitre, de vitriol, de therebentine seize gouttes , le tartre martial soluble 10. grains ou demy dragme , & le mercure doux autant, dans l'eau dalkekenge, sont en estime chez les Chimistes. On dit qu'un Seigneur d'Angleterre fut entierement guery d'une difficulté d'urine procedant de la pierre , en mâchant quelque jours du tabac en feüilles ; un autre personne a esté guerie , ayant fait boüillir une poignée de jonc pris au bord de la mer, & autant de cumin sauvage dans une pinte de vin blanc, jusqu'à la consomption de la moitié , en ayant bû tous les matins un verre ; ces observations de M. de Monconis

Y

font curieuſes , & il eſt aiſé
d'en faire l'experience.

XI.

Si la pierre eſt ſi groſſe
qu'elle cauſe la ſuppuration
du rein , & ſi la matiere tend
vers les lombes , M. Riolan
a conſeille de mettre un cau-
tere & faire une ouverture
profonde, & par ce moyen en
tirer le pus & meſme la pierre ; autrement ſi la nature ne
leur enſeigne ce chemin , ou
qu'elle ne commance à le faire , c'eſt une entrepriſe trop
hardie de couper & d'ouvrir
le rein , à cauſe que ſes chairs
font trop épaiſſes & trop en-
foncées.

a *Manuel anatom.* l. 2. ch. 29.

XII.

Comme il n'arrive que trop souvent que ceux qui font gueris retombent pour peu de difpofition qu'ils ayent ; il faut tâcher d'empefcher la recheute par les remedes fuivans. Si le malade eft beaucoup fanguin, fi fon foye & fes reins font échauffez, on luy ouvrira la veine au printemps & en automne, l'ayant auparavant difpofé par un lavement ou quelque leger purgatif. On provoquera le vomiffement deux ou trois fois le mois à ceux qui n'ont pas de peine à vomir ; on aura recours aux vomitifs dont j'ay parlé dans l'article 4. où on

se servira d'une ou deux onces d'émetique preparé avec
le saffran des metaux, ou de
la paste des pauvres. Quant à
ceux qui ne vomissent pas ai-
sément, on les purgera avec
un bol de casse, de diaphœnic & de rubarbe, ou autrement, comme il est marqué en
l'Article 3. tous les mois dans
le declin de la Lune, où on
prepareta un syrop magistral
en cette sorte, dans un Livre de décoction de racines
d'asperges, de chiendent, de
guymauve, de persil, de feüilles de beuine, de pimpernel-
le, de saxifrage, de parietaire, d'adiantum, de polytrici
de semences de persil, de
macedoine, de geneft, de bar-
dane, de reglisse, de raisins

bien nettoyez, & de polypo-
de de chefne. On fera infu-
fer dans la couleure 4. onces
de fené, 2. onces dagaric
blanc, 2. fcrupules de gingembre aprés une legere ex-
preffion, ébullition & expref-
fion, on delayera une livre de
fucre blanc, on fera un fyrop
bien cuit, dont le malade en
prendra 2. onces une ou deux
fois le mois dans une décoction d'orge, de chiendent
& de chiches rouges. Les pou-
dres fuivantes font trop effi-
caces pour eftre paffées fous
filence ; la premiere eft de
Solenander, qui affure avoir
prefervé plufieurs & guery
mefme de la pierre par fon
ufage. On P. 2. onces de fené,
demy dragme de rubarbe,

une dragme & demy de tur-
bith, 2. fcrupules d'hermoda-
tes, demy dragme de poly-
ode, une dragme de canel-
le, autant de gingembre, de
milium folis de faxifrage, de
geneft, le tout réduit en poudre tres-fubtile; La dofe eft
une dragme ou une dragme
& demy dans du vin blanc ou
clairet une fois le mois. La
feconde eft de Charles Pifon,
dont il vante les effets, elle
fe prepare ainfi, on P. de la
femence dalthea, & de violettes, de chaqu'un demy fcru-
pule, de la femence de milium folis & de racine de re-
gliffe un fcrupul, de la pierre
judaïque & de la pierre de
ponge, de chaqu'un fix grains,
de la poudre de noyaux do

dattes, de nefles, de cerifes
de chaque 2. fcrupules, de la
femence de melons 3. dragmes, on fait une poudre, la
dofe eft d'une dragme qu'il
faut prendre avec du pain à
chanter, moüillé de vin blanc,
durant trois jours, entre la
nouvelle & la vieille Lune,
beuvant pardeffus un boüillon de chiches rouges, affai-
fonné de racines de guymauves, de fenoüil, d'eryngium
ou chardon à cent teftes, de
perfil, & de graines de genevre broyées, adjouftant du
vin blanc, du beure, du miel,
& du jus de limons.

XIII.

Il y a une chofe à obferver touchant l'ufage des diuretiques, c'eft qu'il n'en faut pas faire un fyrop frequent ufage ; car ils attirent l'humeur à la partie affectée, c'eft affez de s'en fervir une ou 2. fois le mois , aprés que le corps aura bien efté purgé, de crainte que la trop grande quantité des humeurs ne tombe fur les reins. Il n'y a que la therebentine feule dont on fe puifle fervir hardiment; car en pouffant les vrines elle lâche le ventre ; de forte que les humeurs les plus groffieres qui auroient efté pouffées aux reins par les autres diuretiques font pouffeés par le bas ventre par fon moyen. Un bon Religieux , au rapport

d'Amatus

d'Amatus Lusitanus *a* travaillé de la goutte & de la douleur de la pierre, aprés avoir
inutilement tenté tous les remedes fut guery en six mois,
en prenant tous les jours la
grosseur d'une noix de therebentine meslée avec du sucre.
Il y a differentes manieres de
prendre la therebentine ; en
voicy les principales. On en
mesle demy once dans de
l'eau de parietaire ou de saxifrage lavée dix fois pour en
former un bol. On en prend
demy once que l'on mêle avec
dix gros de casse mondée, &
dix gros de reglisse pour un
bol. On en mêle demy once
avec un gros de rubarbe.

a *Curat.* 68. *Centur.* 2.

Z

XIV.

Les eaux minerales acides & vitriolées sont tres-convenables, parce que non seulement elles dissoudent cette matiere mucilagineuse & tartareuse, dont les pierres sont assemblées, elles detournent les sables, mais encore elles corrigent l'intemperie chaude du foye & des reins ; & partant elles seront tres-utiles aux temperamens chauds, ainsi que le lait clair que l'on fera prendre au printemps pendant un mois, les eaux de poügues & de pluviers ont ces qualitez.

SECTION SECONDE.

De la Formation de la pierre dans la Veſſie.

CHAPITRE PREMIER.

De la connoiſſance de la maladie.

ARTICLE PREMIER.

IL eſt bien difficile de connoiſtre parfaitement quand quelqu'un a une pierre dans la veſſie, ſur tout au commencement quand elle eſt petite; car eſtant grande on n'a pas bien de la peine à la connoître ; en voicy neantmoins les principales marques : La premiere est une douleur dans le col de la vessie qui devient plus âpre quand on urine ; & cette douleur s'estend jusqu'à l'extremité du balanus : La seconde est une demangeaison à la verge, qui contraint le malade de se galer souvent, & volontiers de se déchirer, tâchant par ce moyen de trouver du soulagement : La troisiéme est une pesanteur dans le peritoine & dans toute la region de la partie honteuse ; La quatriéme, quand la pierre est grande, le malade a une grande difficulté d'uriner, il n'urine qu'aprés de grands efforts, & goute à goute. La cinquiéme, la sui-

preffion de l'urine en urinant,
à raifon que la pierre eft portée avec l'urine à lorifice de
la veffie & le bouche. La fixié-
me , quand l'urine fort facilement , le corps eftant ren-
verfé , parce que la pierre en
cette pofture eft bien éloignée
du canal de la veffié. La
feptiéme , une envie conti-
nuelle d'aller à la felle , qui
fuit l'envie d'uriner , à caufe
du confentement du fphin-
&ter, de l'anus & de la veffie;
car l'un eftant irrité , l'autre
eft irrité pareillement ; parce
qu'ils reçoivent des rameaux
d'un mefme nerf. La huitié-
me , une frequente erection
de la verge caufée par la re-
tention de l'urine. La neufié-
me , c'eft que le malade n'a

point de repos , il ne peut
demeurer en une place, mais
est toûjours inquiet ; & si la
pierre est grande , il a bien de
la peine à se tenir debout, à
aller à cheval & à marcher
par des chemins raboteux, le
col de la vessie estant alors
grandement froissé par la
pierre. La dixiéme , c'est que
le malade ne reçoit aucun
soulagement des remedes, &
pour l'ordinaire est plus mal.
La raison est , que les medicamens qui parcourent les
conduits de l'urine , condui-
sans une nouvelle matiere à
la vessie, augmentent le mal.
La onziéme, si le malade qui
avoit coûtume de jetter des
pierres n'en jette plus aprés
les douleurs ; c'est une mar-

que asseurée que la pierre qui
causoit la douleur est poussée
dans la vessie, y est retenuë,
& là prend son accroissement
& cause tous les plus fâcheux
symptômes. Si donc un malade estant guery de la douleur
ne jette aucune pierre ; & a-
prés quelque temps il commence d'estre tourmenté de
la difficulté d'urine, il y a bien
de l'apparence que la pierre
est retenuë dans la vessie. La
douziéme, selon Hypocrate,
a c'est le sable qui paroist au
fond de l'urine, mais cette
marque n'est pas bien certaine, puisque de mesme Hypp.

a *Aph.* 79. *s*. 4. *quibus in urinis
arenosa subsident, his visica
calculo laborat.*

femble fe contredire quand
il reprend les Anciens Medecins qui penfoient que le
fable eftoit un figne de la
pierre dans la veffie. Cardan
dans le Commentaire fur cét
Aphorifme , témoigne avoir
durant trente années vuidé
tous les jours des fables, premierement rouges, en aprés
blancs, fans une marque de
pierre , foit dans les reins,
foit dans la veffie ; il affure
que de dix il ne s'en trouvera
pas un qui ne vuide du fable
en urinant, & on tient que
les Efpagnols font peu fujets
à la pierre, quoy qu'ils vuident ordinairement du fable
avec leurs urines. La derniere
marque, c'eft lors que mettant le doigt dans le fonde-

ment on découvre non seulement la pierre ; mais on en
remarque la grandeur, la figure & le nombre.

II.

Fernel prétend que la pierre n'est point d'abord formée
dans la vessie ; mais qu'elle est
ébauchée dans les reins ; &
qu'ensuite elle prend son accroissement dans la vessie. Il
assure qu'ayant rompu des
pierres de la vessie, il a trouvé dans le milieu un noyau
qui avoit esté chassé des reins,
different en couleur & en substance de la couverture ; il
assure encore qu'il n'a jamais
trouvé personne ayant une
pierre dans la vessie qui ne

fut auparavant affligé de douleur des reins ; mais on op-
pose des experiences contrai-
res à celles de ce grand homme. On a tiré souvent plusieurs pierres de la vessie des
enfans, ayans des noyaux qui
n'estoient point differens, ny
dans l'envelope, ny dans la
substance, ny dans la couleur.
L'experience n'est que trop
vulgaire que les enfans qui
sont travaillez de la pierre en
la vessie, ne sont point tourmentez de douleurs des reins;
ce qui arriveroit tres-souvent,
si les pierres estoient ébau-
chées dans les reins.

III.

Il ne faut point chercher

d'autres causes de la generation de la pierre dans la
vessie que celles que j'ay rap-
portées de la formation de la
pierre dans les reins ; ainsi il
n'est pas besoin d'en parler
davantage ; il faut seulement
rechercher cette difference,
que les enfans sont plus travaillez de la pierre dans la
vessie, & les vieillards sont
plus tourmentez de la pierre
dans les reins. Galien a en
donne la raison, c'est que
l'urine qui est grandement é-
paisse dans les enfans est dif-
soute par leur chaleur douce,
& ne sejourne pas dans les
reins, parce que la faculté

a *Au Com. sur le 6. L. des.*
Epid.

expultrice est forte en cét âge;
mais estant tombée dans la
vessie, elle y demeure & sejourne plus long temps, parce que les enfans qui sont at-
tachez au jeu, & qui dorment
long-temps, n'urinent que par
de longs intervalles ; au contraire dans les vieillards l'urine épaisse sejourne long-
temps dans les reins, à cause
de la foiblesse de leur chaleur qui ne la peut dissoudre.
Les femmes au rapport d'Al-
lex. Aphrodisée sont plus rarement travaillées de la pierre
en la vessie que les hommes,
à cause de leur mollesse, &
parce qu'elles ont les conduits
plus ouverts.

CHAPITRE II.

du Iugement de la maladie.

ARTICLE PREMIER.

CEtte maladie eſt trés-fâ-
cheuſe, & toûjours ac-
compagnée de beaucoup de
danger ; il n'y a que les petites pierres qui peuvent ſor-
tir par le conduit étroit de la
veſsie ; les grandes ſi elles ſont
dures comme des cailloux ne
ſe peuvent briſer ny diſſoudre, ſi elles ſont molles, gro-
melées & friables, elles peuvent à la verité ſe diſſoudre
par un long uſage de remedes
que les malades ont pour l'or-

dinaire bien de la peine à
supporter ; ce qui fait que
rarement ils guerissent, & on
est contraint le plus souvent
d'en venir à l'operation qui
donne tant de frayeur & de
crainte que peu en rechapent;
c'est pourquoy le sage Hypocrate *a* advertit ses Disciples
de ne point entreprendre
cette operation, mais de la
laisser aux Litotomistes, c'est
à dire à ceux qui s'appliquent
uniquement à l'extraction de
la pierre.

II.

La pierre de la vessie est
plus difficile à guerir que cel-

a Dans son Serment.

le des reins, parce que les
medicamens pour la longueur
du chemin no parviennent
pas jufques-là, & la pierre de
la veſſie eſt plus dure que
celle des reins.

III.

M. Riolan a a obſervé en
luy-meſme que les douleurs
de la pierre en la veſſie ſont
plus cruelles & s'augmentent
en la plaine Lune.

IV.

Toutes les pierres n'ont
pas la meſme figure ; il y en
a de grandes, de longues, de

a *Manuel Anat. l. 2. ch. 31.*

rudes, de semblables à un bon-
net quarré & à des betera-
ves, qui causent une douleur
extréme, & qui ne peuvent
sortir qu'avec violence. Un
fâmeux Litotomiste en a tiré
une à une femme de 40. ans
de la grosleur d'un œuf de
poule qui estoit traversée d'u-
ne longue éguille à coudre.

CHAPITRE III.

De la guerison de la maladie.

ARTICLE PREMIER.

Comme la guerison de la
pierre de la vessie à les
mesmes

mesmes indications que celle
de la pierre des reins , il y
faut recourir.

II.

Tous les Auteurs sont dans
ce sentiment-là, & l'experience ne le confirme que trop
que quand la pierre est une
fois formée dans la vessie, il
est impossible de la rompre
ou de la diminuer par les
remedes que l'on prend par
la bouche ; à cause de la grande distance qu'il y a depuis
l'estomach jusqu'à la partie
affligée. J'estime toutefois
qu'il ne faut point abandon-
ner les malades, ny s'abstenir
de leur donner des remedes,
puisque nous lisons une infi-

nité d'exemples dans les Auteurs de plusieurs personnes travaillées de la pierre, qui ont receu la guerison par le secours des remedes ; je conseille donc à ceux qui les traitent de les employer auparavant que d'en venir à cette cruelle & perilleuse operation de Chirurgie. Il y a quelquefois des pierres si molles & sableuses, ou recémment concrées, qu'il n'est pas impossible de les dissoudre ; car il n'y a pas lieu d'esperer la guerison de celles qui sont dures comme un caillou.

III.

On prend de la poudre de cloportes une dragme ou

4. scrupules, de l'eau de vie
demy once, du jus de chi-
ches rouges 9. ou 10. onces;
on prendra ce remede cinq
heures avant dîner. Ce remede est tres-experimenté.
On P. de la poudre de cloportes preparée un scrupul,
de l'eau de vie deux scrupules, de la décoction de chiches rouges 8. onces, on mêle
le tout & on la prend six heures avant manger. Au raport
de Senert Lauremberge Professeur à Rosthoch, fut parfaitement guery par ce remede. On P. de la poudre de
cloportes preparée 2. onces,
du sang de liévre preparé, du
sang de bouc preparé des é-
pongés de roses sauvages, de
la semence de violettes pre-

parée de chaque une once
des especes de litontribe de
Nicolas 2. scrupules, le tout
mêlé on fait un antidote dont
on prend 2. scrupules dans
dix onces de décoction diure-
tique avec 2. scrupules d'efprit de genevre, aprés en
avoir usé l'espace de 17. se-
maines, il fût entierement delivré de la pierre. On fait
brûler un morceau de crystal
neuf ou dix fois dans le four-
neau d'un potier, où il se con-
vertit en chaux; on met ensuite cette chaux sur un mar-
bre dans une cave, afin de la
faire resoudre en liqueur, côme le sel de tartre, par cét excellent remede un homme
fut guery par Turrien. L'eau
distillée d'oignons continuée

pendant 40. jours, eſt un remede efficace, puiſqu'il a fait
vuider une pierre de la groſ-
ſeur d'une feve. On P. du ſel de
prunelle, du cryſtal de tartre,
du ſel de bayes de lierre &
des feüilles de creſſon de chaqu'un égales parties, de la te-
rebentine cuite en eau roſe,
& reduite en poudre une
quantité ſuffiſante pour former des pilules avec quelque ſyrop convenable. On
peut ſe ſervir des remedes
pour la pierre des reins,

IV.

M. *a* Riolan veut qu'on
ouvre le perinée aux vieillards

a Manuel anat. l. 2. ch. 31.

qui ont difficulté d'uriner, accompagnée d'une tres-violente douleur, causée par une grosse pierre, qu'on laisse le trou ouvert par une canule dans le conduit de laquelle on met une tente & une éponge pardessus pour recevoir l'urine qui degoute s'il y en a, & on retire la tente quand il arrive quelque grande cause d'uriner, aprés laquelle on la remet ; ce qui fait que ces malades-là ne reffentent point les violentes douleurs qu'ils souffroient quand ils avoient envie d'uriner.

V.

Quand on est contraint d'en venir à l'operation, il

faut choisir les meilleurs &
plus experimentez Opéra-
teurs, tels qu'il y en a aujourd'huy en France, & principalement à Paris ; cependant le Medecin aura soin devant l'operation de preparer
le corps du malade par la
saignée, par la purgation &
par un bon regime de vivre.

F I N.

De l'Imprimerie de CHARLES
COIGNARD.